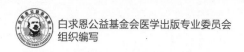

白求恩公益基金会医学出版专业委员会
组织编写

不可忽视的『甜蜜』负担——糖尿病就医指导

U0212280

主编

倪　青　史丽伟

副主编

马丽荣　陈世波

编者（按姓氏笔画排序）

马丽荣　史丽伟　刘亚军　许宏亮

李　卉　李云楚　吴　倩　张美珍

陈世波　庞　晴　倪　青　徐心瑶

郭　赫　黄　静

组织编写

白求恩公益基金会医学出版专业委员会

人民卫生出版社

·北　京·

图书在版编目（CIP）数据

不可忽视的"甜蜜"负担：糖尿病就医指导/白求恩公益基金会医学出版专业委员会组织编写 . -- 北京：人民卫生出版社，2020.11

（常见病就医指导丛书）

ISBN 978-7-117-30843-4

Ⅰ.①不… Ⅱ.①白… Ⅲ.①糖尿病－防治 Ⅳ.①R587.1

中国版本图书馆 CIP 数据核字（2020）第 214045 号

| 人卫智网 | www.ipmph.com | 医学教育、学术、考试、健康，购书智慧智能综合服务平台 |
| 人卫官网 | www.pmph.com | 人卫官方资讯发布平台 |

常见病就医指导丛书

不可忽视的"甜蜜"负担——糖尿病就医指导

Changjianbing Jiuyi Zhidao Congshu

Bukehushi de "Tianmi" Fudan——Tangniaobing Jiuyi Zhidao

组织编写：白求恩公益基金会医学出版专业委员会
出版发行：人民卫生出版社（中继线 010-59780011）
地　　址：北京市朝阳区潘家园南里 19 号
邮　　编：100021
E - mail：pmph @ pmph.com
购书热线：010-59787592　010-59787584　010-65264830
印　　刷：三河市宏达印刷有限公司（胜利）
经　　销：新华书店
开　　本：787×1092　1/32　印张：4
字　　数：60 千字
版　　次：2020 年 11 月第 1 版
印　　次：2020 年 12 月第 1 次印刷
标准书号：ISBN 978-7-117-30843-4
定　　价：28.00 元

打击盗版举报电话：010-59787491　E-mail：WQ @ pmph.com
质量问题联系电话：010-59787234　E-mail：zhiliang @ pmph.com

丛书编委会

序

为实施健康中国战略,响应健康中国行动号召,加强医院健康教育与健康促进工作,构建和谐医患关系,针对慢性病防治与管理,由国家卫生健康委员会相关司局、中国健康教育中心指导,白求恩公益基金会医学出版专业委员会承办,会同北京中西医慢病防治促进会、中国健康促进医院专家指导委员会等,就常见病、多发病的诊治与康复,组织医学专家编写《常见病就医指导丛书》(以下简称《丛书》),由人民卫生出版社出版。

《丛书》以常见病、多发病为主要选题,一病一册,介绍该病诊治与康复的知识及方法,让患者"对照症状早就医,明明白白去看病,诊断明确聊治疗,高高兴兴保康复",引导患者科学就医,提高疗效。

《丛书》秉承权威性、科学性、实用性、指导性、通俗性的编写原则,图文并茂,让患者能够看得懂、学得会、用得上、离不开。其主要特点:一是作者队伍权威,由临床一线专家担任各分册的主编和编者;二是利用数字化手段,将传统纸质图书与新媒体相结合,融入音视频元素,通过"白求恩健康频道"新媒体平台,让读者既能读书,又能听书看视频,延伸学习;三是组成医学专家巡讲团,深入基层医院和社区,对公众进行面对面的宣教活动。

传播科学的防病知识,科学就医,精准医疗,加强医患沟通,该套《丛书》是一项医学科普的系统工程,具有现实指导意义。

中国工程院院士

邱贵兴

2020 年 10 月

前言

　　糖尿病作为一种常见慢性疾病,逐渐成为全球关注的重点公共卫生问题。老年人、男性、超重和肥胖人群糖尿病前期患病率更高。而且,农村居民的糖尿病前期患病率高于城市居民,我国年轻人糖尿病患病率也在增加。

　　糖尿病是生活方式病,我国糖尿病的危险因素中,多数与生活方式有关,糖尿病防治的关键措施之一在于改善生活方式。2019年世界糖尿病日的主题为:家庭与糖尿病;2020年主题为:护士与糖尿病,强调护理(医院—家庭)的重要性。我们需要关注家庭在糖尿病预防、管理和照顾等方面的重要作用。

　　——如何改善生活方式? 请参考本书!

　　糖尿病治疗的关键靠的是自我管理。"三分治病,七分养病",在慢性病的治疗中自我管理很重要。糖尿病是一种慢性乃至终身性疾病,诊断后就意味着要开始持续性的自我照顾,包括使用一系列技能、知识和应对策略。

　　——如何自我管理? 请参考本书!

糖尿病治疗的目的是预防或逆转糖尿病并发症。糖尿病一旦没有得到有效的治疗,随着病程的延长,可以出现广泛的微血管及大血管病变,可以导致双目失明、肾衰竭、肢端坏疽、心血管病变及脑血管病变等。

——如何预防、治疗、康复糖尿病并发症? 请参考本书!

致谢中科耐迪(杭州)生物技术股份有限公司对本书出版给予的支持与帮助。

书中如有不足之处,敬请予以指正。

中国中医科学院广安门医院

倪青

2020 年 10 月

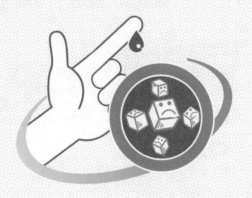

□ 它是一种慢性病，目前尚无彻底根治的方法。

□ 不管你是否愿意，一旦拥有将会不离不弃，终身相伴。

□ 发病早期大多没有特异性症状，常常被忽视而延误诊治。

□ 看得见的血糖变化，看不见的组织器官损害。

□ 吃药是必须的，但绝不是唯一。改变固有的生活习惯才是关键。

□ 从此，"吃什么？怎么吃？"成了一个永恒的话题。

□ 调整心态，佛系治疗。既来之，则安之。

□ 糖调节受损 = 糖尿病的后备军。

□ 2 型糖尿病遗传倾向明显。

□ "三多一少"+ 空腹血糖 ≥ 7.0mmol/L 或餐后 2 小时血糖 ≥ 11.1mmol/L，即可诊断为糖尿病。

□ 糖耐量检查（OGTT）是一种葡萄糖负荷试验，是目前公认的诊断糖尿病的金标准。

□ "健康教育、饮食疗法、运动治疗、病情监测、药物治疗"一个都不能少。

□ 糖尿病患者血糖达标的标准是空腹血糖、餐后 2 小时血糖以及糖化血红蛋白均达标。

糖尿病必知卡

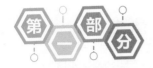

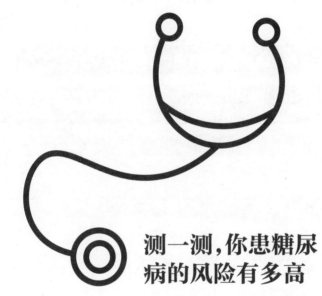

测一测，你患糖尿病的风险有多高

看一看，你是否属于糖尿病的高危人群?

健康风险自我评估

中国糖尿病风险评估表

　　无创性糖尿病风险评分量表是糖尿病发病风险的评估工具,可以根据年龄、性别、收缩压、腰围、体质指数对糖尿

中国糖尿病风险评估表

年龄(岁)	分值	收缩压(mmHg)	分值
20 ~ 24	0	< 110	0
25 ~ 34	4	110 ~ 119	1
35 ~ 39	8	120 ~ 129	3
40 ~ 44	11	130 ~ 139	6
45 ~ 49	12	140 ~ 149	7
50 ~ 54	13	150 ~ 159	8
55 ~ 59	15	性别	分值
60 ~ 64	16	女性	0
65 ~ 74	18	男性	2

注:①体质指数(BMI)是目前国际上常用的衡量人体胖瘦程度以及是否健康的标准,BMI = 体重 / 身高 ^{2}(kg/m^2)

病发病的影响程度给予一定的分值,并通过相应的分值相加来反映不同个体糖尿病发病风险的大小,可用作糖尿病高危患者的初筛工具。还等什么,让我们一起测一测吧!

腰围(cm)	分值	体质指数(kg/m^2)	分值
男性 < 75.0;女性 < 70.0	0	<22.0	0
男性 75.0 ~ 79.0;女性 70.0 ~ 74.9	3	22.0 ~ 23.9	1
男性 80.0 ~ 84.9;女性 75.0 ~ 79.9	5	24.0 ~ 29.9	3
男性 85.0 ~ 89.0;女性 80.0 ~ 84.9	7	≥ 30.0	5
男性 90.0 ~ 94.9;女性 85.0 ~ 89.9	9		
男性 > 95.0;女性 > 90.0	10		
糖尿病家族史(父母、同胞、子女)	分值		
无	0		
有	6		

②判断糖尿病的最佳分值是 25 分,如果总分 ≥ 25 分者应进行口服葡萄糖耐量试验,以确诊或排除糖尿病

3

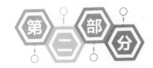

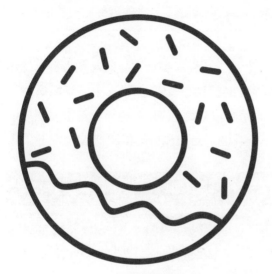

甜蜜的负担盯上谁

并不是人人都会患糖尿病,但是有一些人群始终是糖尿病的高发人群。一些危险因素我们没法更改,例如遗传、年龄,但另一些危险因素是我们可以控制的,例如肥胖、不爱运动、爱吃垃圾食品等。看一看,你属于糖尿病的高危人群吗?

高危人群请注意

糖调节受损者

糖调节受损者是 2 型糖尿病最主要的高危人群。每年有 1.5% ~ 10.0% 的糖调节受损者加入 2 型糖尿病的大军。糖调节受损是糖尿病的前期,血糖介于正常和糖尿病之间,包括空腹血糖调节受损和糖耐量减低。

糖调节受损 (糖尿病的后备军)	空腹血糖	糖负荷后 2 小时血糖
空腹血糖调节受损	6.1 ~ 7.0mmol/L	< 7.8mmol/L
糖耐量减低	< 7.0mmol/L	7.8 ~ 11.0mmol/L

特殊孕妇群体

生过 8 斤以上的巨大儿者是 2 型糖尿病的高危人群。若体检发现血糖升高或者尿糖阳性时,应加以重视。

♥ 有糖尿病家族史者

糖尿病家族史是2型糖尿病不可改变的危险因素之一。2型糖尿病遗传倾向明显,家族聚集性较为普遍,父母或者兄弟姐妹有糖尿病病史,本人罹患糖尿病的风险明显高于无糖尿病家族史者。

约39%的2型糖尿病患者,其父母至少有一方患有糖尿病。

父母只有一方有糖尿病 ～ 子女发生糖尿病的风险率为 **40%**

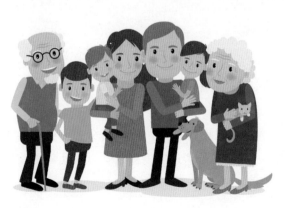

父母双方都有糖尿病 ～ 子女发生糖尿病的风险率为 **70%**

♥ 肥胖者

肥胖人群比正常体重人群的糖尿病发病风险高出 3 倍以上。肥胖程度越严重，2 型糖尿病的发病率就越高。

我国成人肥胖症标准如下。

- 24.0 ≤ BMI < 28.0 为超重。
- BMI ≥ 28.0 为肥胖。
- 男性腰围 ≥ 85cm，女性腰围 ≥ 80cm 为腹型肥胖的界限。

体质指数（BMI）＝体重 / 身高 ^{2}（kg/m ^{2}）

♥ 曾有过高血糖或尿糖阳性者

这类人是糖尿病高危人群之一，部分患者可发生糖调节受损（糖尿病前期）或者进展为糖尿病。应定期复查血糖明确有无糖尿病。

❤ 饮食热量摄入过高、体力活动减少者

日常生活中高热量饮食、缺乏体力活动是导致肥胖、促使 2 型糖尿病发生的重要危险因素之一。因此热量摄入过高、体力活动减少，且超重或肥胖者，应警惕发生 2 型糖尿病。

专家建议

如果您属于以上所述的高危人群，则一定要预防并及早就医，关注自己的身体变化，定期监测血糖。

当然，有些事情是我们无法回避和改变的，比如遗传。而有些事情是我们可以主动改变的，比如不让自己体重超重，平时注意控制饮食，让饮食结构更健康，再让自己多些运动。

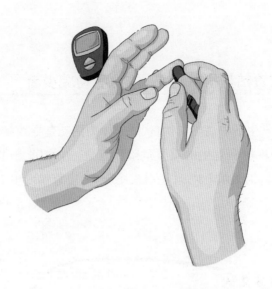

肥胖人群要留意的糖尿病先兆

　　若肥胖人群出现以下五个症状，最好测测血糖，了解是否已经罹患了糖尿病。

● 口干多饮、尿量增多。

● 时常有饥饿感；喜吃甜食并大量食用；短期内出现不明原因体重明显下降。

● 疲乏无力。

● 皮肤干燥、瘙痒。

● 伤口不易愈合或反复发生皮肤化脓性囊肿、痈、疖等。

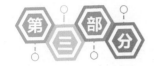

还原真相，
正确认识糖尿病

糖尿病远比我们想象的隐匿而复杂。大约2/3的糖尿病患者早期没有明显症状，往往是出现了并发症才来就诊，所以平时身体出现异常就需要警惕。

想象中的糖尿病患者

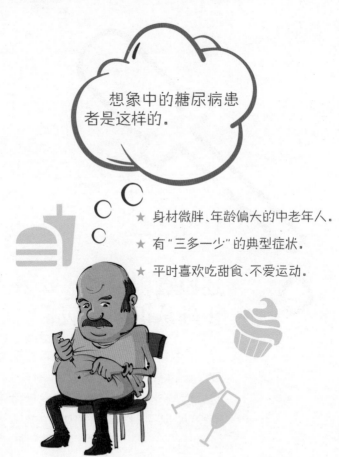

想象中的糖尿病患者是这样的。

★ 身材微胖、年龄偏大的中老年人。

★ 有"三多一少"的典型症状。

★ 平时喜欢吃甜食、不爱运动。

不是只有"三多一少"

说到糖尿病，"三多一少"应该已经人尽皆知。没错，糖尿病的典型症状为多尿、多饮、多食和消瘦。

患者总是出现饥饿感，于是大量吃东西，但还是感觉到饥肠辘辘，平时不怎么吃甜食的人，也开始变得吃大量的甜食。虽然食量增加，体重反而只减不增，或者出现不明原因的体重骤减。有的患者还会出现尿频、尿量增加，经常感到口干、口渴而多饮。

一旦出现上述症状，应及时到医院就诊，不要再抱有侥幸心理，回避现实。

如果事情都像教科书写的那样简单，那一切问题都将迎刃而解。事实上，糖尿病远比我们想象的隐匿而复杂。有糖尿病典型症状者仅占 1/3，约半数以上的糖尿病患者在诊断时并无典型症状，部分患者诊断时已出现了并发症，这些隐匿的症状才是患者最应该重视的。

扫码看视频

对号入座请自查

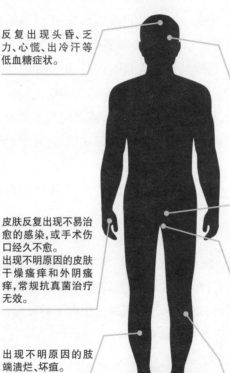

反复出现头昏、乏力、心慌、出冷汗等低血糖症状。

眼睛易疲劳,出现视力下降等糖尿病眼部并发症。

反复出现不明原因的泌尿系统感染。

皮肤反复出现不易治愈的感染,或手术伤口经久不愈。
出现不明原因的皮肤干燥瘙痒和外阴瘙痒,常规抗真菌治疗无效。

男性出现不明原因的性功能减退。

出现不明原因的肢端溃烂、坏疽。

皮肤感觉异常:四肢麻木、感觉迟钝,有蚁爬感、套状感、烧灼痛、针刺痛等。

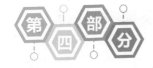

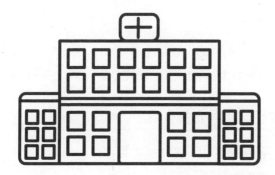

明明白白去看病

　　如果怀疑自己得了糖尿病,或者体检发现血糖异常,需要进一步去医院确诊是否罹患了糖尿病,那么就医前,我们应该做好哪些准备呢? 就医的时候,医生会要求我们完成哪些检查呢?

扫码看视频

就医前做好准备，少跑冤枉路

首次就医看哪个科

内分泌科

首次就医的患者不必一味地追求专家号，糖尿病的诊断标准非常明确，普通门诊即可确诊，还能节省就医成本和时间。

首次就医需要准备什么

● 以往的体检结果。便于医生根据以往检测结果判断病情及疾病发生的时间。

● 清晨空腹就医。因为需要抽血查空腹血糖，做检查前一天晚饭后就不要再吃东西了。

● 医保卡、门诊手册。

首次就诊要多长时间

初诊预留 1 天，复诊每次预留半天。

复诊频率及治疗周期

门诊治疗一开始需要每周复诊，随后根据病情逐渐拉长复诊周期，待血糖控制稳定后，出现不适再随时就诊。

与医生面对面
初次就医医生会问什么

♥ 描述就诊的主要原因

　　医生会了解患者此次就诊最想解决什么问题,有的是第一次看病,想知道自己是不是得了糖尿病。医生可能会问患者有什么不舒服? 从什么时候开始的? 因此,患者需要提前梳理一下自己的病情。

- 体重下降多少? 现在饮食量比平时增加了多少?
- 每日尿量是多少?
- 不适的感觉是否由明显的因素引起?
- 有没有心悸、怕热、性情改变等伴随症状?
- 最近的大便、睡眠怎么样?
- 是否曾到过医院就诊? 如果是,曾做过哪些检查?
- 有没有吃过相关的药物?
- 既往患病情况。

　　糖尿病与高血压、高血脂、脂肪肝、冠心病、中风等疾病密切相关,医生会了解患者是否患有这些疾病及药物治疗情况。还可能会了解有无糖尿病的慢性并发症,如糖尿病性视网膜病变、糖尿病肾病、糖尿病性心脏病等。

患者既往有无吸烟、饮酒不良嗜好

吸烟多少年,每天吸几支烟;饮酒多少年,饮酒频率和饮酒量;吸烟饮酒是否已戒,戒了多少年等。

有无药物过敏史

对什么药物过敏,必须提前告诉医生。

家中有无糖尿病患者

糖尿病具有遗传倾向,往往家族中有多个成员发病。

 与医生面对面 复诊医生会问什么

描述就诊的主要原因

复诊的时候,医生会了解患者此次就诊最想解决什么问题。如有患者患 2 型糖尿病 10 年,因近 3 个月餐后血糖控制不佳而就诊,患者此次来的目的主要想调整降糖方案;或有患者患 2 型糖尿病 5 年,因近 2 个月反复出现低血糖而就诊,患者主要想解决反复低血糖问题。因此,患者必须清楚自己就诊的主要目的是什么。

♥ 患者病情和患病时间

医生会了解患者从什么时候开始患糖尿病,疾病发生的情况。因为糖尿病病程长短关乎并发症的发生和多少,糖尿病病程越长,血糖控制不佳或波动越大,越易出现糖尿病并发症。同时,医生会了解患者起病时血糖水平、是否出现"三多一少"症状以及是否出现糖尿病酮症酸中毒等急性并发症。这是因为患者起病时血糖越高,糖尿病"三多一少"典型症状出现的可能性越大、症状越明显,病情相对较重;若患者起病时就出现了糖尿病急性并发症,提示患者以后出现糖尿病并发症的时间可能会提前或并发症可能会较多,需要和医生合作,及早控制好血糖。

♥ 治疗情况如何

患者服用什么降糖药、降糖药物服用频次和剂量、空腹和餐后 2 小时血糖控制水平以及有无不良反应。如盐酸二甲双胍 1 片，每日 2 次，空腹血糖 6～7mmol/L，餐后 2 小时血糖 7～8mmol/L。

是否到过医院就诊，做过哪些检查，检查结果是什么

医生会了解患者近期做过什么检查以及检查结果是什么，如血糖、血脂、肝肾功能、糖化血红蛋白以及尿常规等。患者就诊前必须携带近期所做的检查结果，便于医生更好地了解病情。

患者目前不适症状

患者就诊时有何不适，"三多一少"症状如何，以及有无胸闷心悸、手足麻木刺痛、视物模糊、乏力疲倦等伴随症状和诱发加重因素。饮食情况，体重与饮食的关系，睡眠情况，二便情况（大便几天一次，有无不成形、便秘情况；小便每日尿量以及有无泡沫，有无尿急、尿痛、尿道灼热感等）。

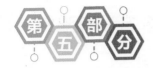

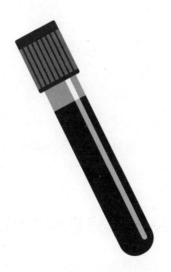

诊断检查该怎么做

又是查血又是验尿，还有很多无法看懂的检查项目，这些都是干什么的？都有哪些注意事项？

检查前晚和次晨饮食有没有限制

那要看第二天都需要做什么检查。

肝功能、血糖、血脂以及腹部肝、胆、胰、脾超声均需要空腹检查，空腹是指 8 ~ 12 小时未进食。因此，若需要检测这些指标，患者前一天晚上饮食忌太油腻，以清淡为主，晚上 10 点之后和当日早晨禁食水。

提示：胰岛功能检查需要检查空腹血糖、空腹 C 肽、空腹胰岛素水平，故患者亦应保持空腹。若无须检测这些指标，患者正常饮食即可。

有的患者可能会问，为什么我查了血糖医生还要让我再查一遍糖耐量，这两个有什么区别？到底哪个指标能判断我是不是得了糖尿病？

 # 血糖 or 糖耐量检查哪个最重要

血糖是诊断糖尿病最重要的检测项目。如果您有明显的"三多一少"症状，加上以下三项中的任一项，那么就可诊断为糖尿病：空腹血糖 ≥ 7.0mmol/L，或糖负荷后 2 小时血糖 ≥ 11.1mmol/L，或随机血糖 ≥ 11.1mmol/L。

如果是上述情况就不用再做糖耐量检查了，单凭血糖就能确诊了。以上血糖检测数值均为静脉抽血测定,不是指尖血测定。

什么是空腹血糖

空腹血糖是指至少 8 小时没有进食情况下的血糖水平。空腹血糖参考范围:3.9 ～ 6.1mmol/L。

临床意义:6.1mmol/L ≤空腹血糖 <7.0mmol/L 提示空腹血糖调节受损(糖尿病前期);空腹血糖≥ 7.0mmol/L 应考虑为糖尿病,若伴有多尿、多饮和难以解释的体重下降,即可诊断为糖尿病。

什么是糖负荷后 2 小时血糖

糖负荷后 2 小时血糖是指 75g 无水葡萄糖负荷后 2 小时的血糖水平。

糖负荷后 2 小时血糖参考范围:<7.8mmol/L。临床意义:7.8mmol/L ≤ 糖负荷后 2 小时血糖 <11.1mmol/L,提示糖耐量减低(糖尿病前期);糖负荷后 2 小时血糖≥ 11.1mmol/L,若同时伴有多尿、多饮和难以解释的体重下降,即可诊断为糖尿病。

什么是随机血糖

随机血糖是指不考虑上次用餐时间,一天中任意时间的血糖。

详细了解糖耐量检查

什么情况要做糖耐量检查

　　胰岛 β 细胞功能正常时,机体进食糖类后,分泌胰岛素使血糖在 2 ~ 3 小时内恢复到正常水平,这种生理现象称为耐糖现象。糖尿病患者的胰岛功能障碍,机体调节血糖的能力下降,进食糖类食物后 2 ~ 3 小时血糖水平会持续升高。

　　糖耐量检查(OGTT)是一种葡萄糖负荷试验,是目前诊断糖尿病的金标准。如果患者空腹血糖正常或可疑升高,及餐后 2 小时血糖升高等疑诊糖尿病者,须行糖耐量检查,明确糖尿病的诊断。

糖耐量检查怎么做

　　医生会将糖耐量检查相关的化验单和 75g 无水葡萄糖粉开出,并告知患者检查操作流程,患者只需要缴费、按照检查操作流程,配合医护人员抽血检查空腹血糖以及测量服糖后 30 分钟、60 分钟、120 分钟、180 分钟血糖即可。

普通人血糖正常值范围:空腹血糖 3.9 ~ 6.1mmol/L;OGTT 1 小时血糖 6.7 ~ 9.4mmol/L,最多不超过 11.1mmol/L;OGTT 2 小时血糖 ≤ 7.8mmol/L;OGTT 3 小时血糖恢复正常
孕妇血糖正常值范围:空腹血糖 ≤ 5.1mmol/L;OGTT 1 小时血糖 ≤ 10.0mmol/L;OGTT 2 小时血糖 ≤ 8.5mmol/L;OGTT 3 小时血糖恢复正常

糖耐量检查流程

检查前准备

● 检查当日空腹(隔夜禁食 8 ～ 14 小时)。

● 检查当日,将 75g 无水葡萄糖粉溶于 250 ～ 300ml 水中,做好准备。

检测空腹血糖

一般检查当日上午 7 ～ 9 时开始为宜,患者首先至医院抽血室抽血测定静脉空腹血糖水平。

检测服糖后 30 分钟、60 分钟、120 分钟、180 分钟血糖

患者测完空腹血糖后,将事先准备的含 75g 无水葡萄糖粉的 250 ～ 300ml 糖水,于 5 分钟内喝完。并从喝第一口糖水起开始计时,于服糖后 30 分钟、60 分钟、120 分钟、180 分钟分别静脉抽血测定血糖水平。

注意事项

①检查过程中,受试者不喝茶及咖啡,不吸烟,不做剧烈运动,但也无须绝对卧床;②检查前 3 天保持正常饮食,每日碳水化合物摄入量不少于 150g。

临床意义

空腹血糖和餐后 2 小时血糖可疑升高者,可以通过糖耐量检查,OGTT 2 小时血糖 ≥ 11.1mmol/L,明确诊断糖尿病。孕妇在妊娠 24 ～ 28 周首次行 OGTT 试验。

详细了解胰岛功能检查

糖尿病患者都要做胰岛功能检查吗

胰岛功能检查是用来检测胰岛功能的,试验准备及具体操作流程同糖耐量检查。看胰岛功能化验单的时候,不能单一看某一时间点的胰岛素分泌情况,需要根据基础状态,在餐后半小时、1小时、2小时、3小时这五个时间点,动态观察胰岛素、C肽分泌情况,并观察曲线。

首次检查出糖尿病的患者,建议完成胰岛功能检测。意义在于,医生可以根据你的胰岛素分泌情况,判断你的糖尿病是1型还是2型,制订正确的治疗计划,安排用药。

血糖和尿糖都要检查吗

正常情况下,肾脏可以吸收葡萄糖,尿中葡萄糖含量甚少,常规尿糖检查为阴性。因此,尿糖阳性可能提示血糖值超过肾糖阈,是诊断糖尿病的重要线索,但这并不能完全反映血糖水平,糖尿病患者在尿糖检测过程中,最好同时进行血糖测定。记住:血糖水平才是诊断糖尿病、判断糖尿病病情和控制情况的主要指标。对于大多数尿糖与血糖值平行的患者,可通过每天4次尿糖定性检查以及24小时尿糖定量判断疗效。

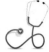

 傻傻分不清的检查项目

🔍 **糖化白蛋白** 反映取血前 2 ~ 3 周的平均血糖水平。

🔍 **糖化血红蛋白（HbA1c）** 反映采血前 8 ~ 12 周的平均血糖水平。正常参考值范围 4% ~ 6%。HbA1c 与血糖浓度呈正比，HbA1c 越高、血糖水平越高，病情越重，是糖尿病长期血糖控制情况最有价值的指标之一。我国 HbA1c 控制标准为 6.5% 以下，老年患者可放宽。

🔍 **血脂** 2 型糖尿病患者通常会出现甘油三酯升高及高密度脂蛋白胆固醇降低的现象，血脂异常是冠心病的危险因素之一。糖尿病患者应每 3 ~ 6 个月查一次血脂（包括低密度脂蛋白胆固醇、高密度脂蛋白胆固醇、甘油三酯及总胆固醇）。

🔍 **肝肾功能检查** 定期检查肝肾功能，了解肝脏、肾脏情况。由于糖尿病患者需要长期服用药物，降糖药物大多通过肝肾代谢，一旦发现肝肾功能异常，需要到医院就诊，调整降糖方案。

🔍 **尿酮体** 正常人尿酮体检测应为阴性。酮体阳性可见于长期营养不良、呕吐所致的饥饿性酮症、糖尿病酮症和糖尿病酮症酸中毒。早期糖尿病患者尿中不会出现酮体，若出现则表示血糖控制不佳，病情加重。患者出现全身不适、恶心、呕吐、腹痛，感染、外伤、手术等应激情况，或在妊娠期间血糖明显高于平时（> 13 ~ 14mmol/L），需要及时至医院检测尿酮体。

⊙ 尿微量白蛋白 是糖尿病肾损害的一项敏感指标。正常人参考范围为尿微量白蛋白排泄率（UAE）< 20 μg/min或尿白蛋白/肌酐 < 30mg/g。早期糖尿病肾病时，UAE 持续在 20～200 μg/min 或尿白蛋白/肌酐比值为 30～300mg/g；临床糖尿病肾病期时，UAE > 200 μg/min 或尿白蛋白/肌酐比值 > 300mg/g。

⊙ 神经电生理检查 是糖尿病周围神经病变的辅助检查之一，可以了解糖尿病患者的外周神经有无损伤。

⊙ 血压 约有 1/3 的糖尿病合并高血压。因此，糖尿病患者应经常在家中测量血压，高血压控制目标为 130/80mmHg 以下，老年人可适当放宽标准于150/90mmHg 以下。

⊙ 心电图 了解心脏节律有无紊乱，排查心脏疾病。

⊙ 血管超声检查 糖尿病患者常合并大血管病变，通过血管超声检查可以了解患者大血管有无粥样硬化斑块和狭窄，并间接了解冠状动脉血管情况。

⊙ 眼底镜检查（必要时可进行眼底荧光造影检查） 是糖尿病性视网膜病变筛查的重要项目，可以早期发现糖尿病性视网膜病变。

糖尿病的诊断标准

♥ 确诊为糖尿病

糖尿病典型症状"三多一少"	血糖情况（mmol/L）
有	空腹血糖≥ 7.0 或餐后2小时血糖≥ 11.1
无	仅空腹血糖≥ 7.0 或餐后2小时血糖≥ 11.1 应再重复一次，仍达以上值者，可以确诊为糖尿病
无	仅空腹血糖≥ 7.0 或餐后2小时血糖≥ 11.1，糖负荷后2小时血糖≥ 11.1 者可以确诊为糖尿病

♥ 可排除糖尿病

☞ 如糖耐量检查2小时血糖为7.8 ~ 11.1mmol/L，为糖耐量减低；如空腹血糖为6.1 ~ 7.0mmol/L，为空腹血糖调节受损，均不诊断为糖尿病。

☞ 若餐后2小时血糖＜7.8mmol/L及空腹血糖＜5.6mmol/L可以排除糖尿病。

医生需要结合临床症状作出诊断。如果有症状，只要有一次空腹或餐后血糖达到上述糖尿病诊断标准，就可以诊断为糖尿病。

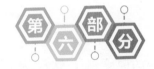

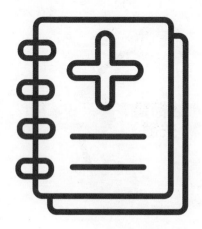

明确疾病谈治疗

目前还没有彻底根治糖尿病的方法,即糖尿病不能"去根",我们要做的就是通过多种治疗手段控制好血糖。治疗糖尿病,不是吃药就万事大吉了,还要同时进行饮食治疗、运动治疗,缺一不可,除此之外,定期监测血糖也是关键。

"综合管理"请牢记

　　糖尿病的治疗是以患者为中心的健康教育、饮食、运动、病情监测、降糖治疗、并发症预防为一体的综合管理。

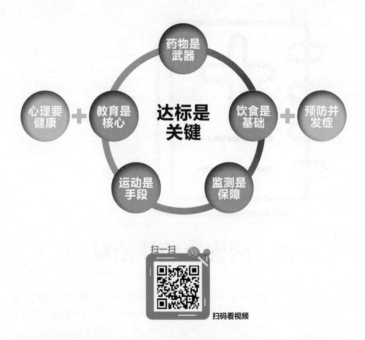

扫一扫

扫码看视频

　　医生在综合管理中需要根据患者具体情况、制订科学合理的治疗方案,而患者则是糖尿病治疗方案的实施者,糖尿病治疗成效的好坏在很大程度上取决于患者对治疗方案的实施力度。

"我们不一样",
治疗方法各异

糖尿病的治疗原则

自体免疫破坏胰岛 β 细胞而使胰岛素绝对缺乏,多见于青少年,儿童糖尿病多属此型,必须依赖注射胰岛素维持生命。起病迅速,"三多一少"的症状明显,易发生酮尿或酮症酸中毒,一旦发现需要及时就医。

遗传和环境因素共同作用导致不同程度的胰岛素抵抗和胰岛 β 细胞功能障碍,多见于 40 岁以上肥胖人群,常有糖尿病家族史。缓慢起病,"三多一少"症状多不典型,常于体检时发现。应用降糖药物治疗,随病程进展,常需要联合胰岛素治疗。

妊娠期间首次发现或诊断的糖尿病,不包括已诊断为糖尿病妊娠时的高血糖状态。饮食、运动治疗血糖控制不佳时,需要胰岛素治疗。

病因学相对明确的高血糖状态,如胰腺、内分泌疾病、药物引起的糖尿病,遗传伴有的糖尿病等,需要结合病因治疗。

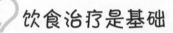 # 饮食治疗是基础

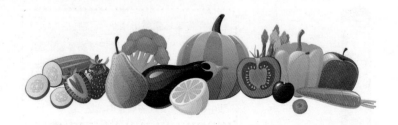

　　饮食治疗是指医生对患者进行个体化营养评估、营养诊断、制订相应的营养干预计划,是糖尿病及其并发症治疗的基础。通过调整营养素结构和控制总量,有助于患者维持合理体重、保证均衡的营养膳食,降低糖尿病患者的住院率和死亡率,减少心血管事件的发生风险。

　　糖尿病的饮食治疗是根据身高、体重、劳动强度计算理想体重下每日所需的总热量,并根据每日所需总热量合理分配三大营养物质比重,碳水化合物占总热量的50% ～ 60%、脂肪占总热量的30%以下、蛋白质占总热量的15% ～ 20%,补充适量维生素、矿物质以及膳食纤维。最后,再根据食物交换份法制订出食谱,每日三餐分配按照1/5、2/5、2/5 或 1/3、1/3、1/3。患者学会和了解糖尿病的饮食疗法,维持健康的饮食习惯,对于血糖的控制和病情的改善十分有益。

如何制订个性化的饮食治疗方案

1. 根据患者的身高、体重计算理想体重和体质指数

患者的理想体重（kg）= 身高（cm）－105；

体质指数（BMI）= 体重 / 身高 ^{2}（kg/m^2）

2. 根据体质指数评估患者的营养状况

2002 年我国肥胖问题工作组提出的成人肥胖症标准如下。

（1）BMI ＜ 18.5 为体重过轻。

（2）18.5 ≤ BMI ＜ 24.0 为正常体重。

（3）24.0 ≤ BMI ＜ 28.0 为超重。

（4）BMI ≥ 28.0 为肥胖。

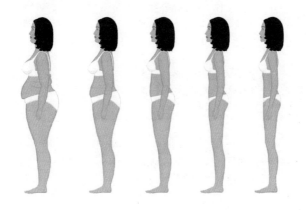

3.计算患者每日所需热量

根据患者理想体重以及劳动强度,参照目前的医学营养状况,制订个体化医学营养目标,计算患者每日所需总热量。

每日所需总热量 = 理想体重 × 按需热卡数 [kcal/(kg·d)]。按需热卡数是指患者劳动强度不同,每日每千克体重所需的热卡数 [kcal/(kg·d)]。不同劳动强度的热量需求如下表所示。

不同劳动强度的热量需求表				
劳动强度	举例	按需热卡数 kcal/(kg·d)		
		消瘦	正常	肥胖
卧床休息	------	30	25	20
轻体力劳动	一般工作人员、办公室人员、教师、离退休人员及家务劳动者	35	30	25
中体力劳动	学生、司机、外科医生、体育教师,一般农活或与其相当的活动量	40	35	30
重体力劳动	建筑工、搬运工、冶炼工、运动员、舞者,重的农活或与其相当的活动量	45	40	35

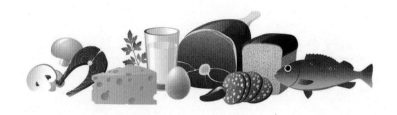

4. 依据患者每日所需总热量,确定碳水化合物、脂肪、蛋白质的比例和重量。

三大营养物质的比例:碳水化合物占总热量的 50% ~ 60%、脂肪占总热量的 30% 以下、蛋白质占总热量的 15% ~ 20%。根据计算所得的总热量及三大营养物质的比例,估算患者碳水化合物、脂肪、蛋白质分别所需供给的热量。鉴于每克碳水化合物、蛋白质在体内彻底氧化大约产热 4kcal,每克脂肪在体内氧化大约产热 9kcal,便可计算得出患者每日碳水化合物、脂肪、蛋白质所需的重量。

5. 制订食谱

根据计算每日所需碳水化合物、蛋白质、脂肪的总量,以及患者的口味和饮食习惯制订出食谱,按照每日三餐分配,早餐约占全日量的 25%、午餐为 40%、晚餐为 35%。或者早餐 1/5、午餐 2/5、晚餐 2/5;早餐 1/3、午餐 1/3、晚餐 1/3。

❤ 饮食疗法制订举例说明

李某,女,身高 165cm,体重 70kg,从事轻体力工作。

🔍 理想体重和体质指数
理想体重=165−105=60kg;
体质指数 =70÷(1.65×1.65)=
25.71,此体质指数属于超重。

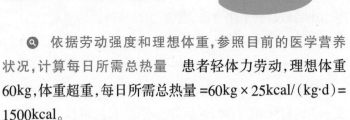

🔍依据体质指数评估营养状
况 患者体质指数 25.71,属于
超重(24.0 ≤ BMI < 28.0)。

🔍 依据劳动强度和理想体重,参照目前的医学营养
状况,计算每日所需总热量 患者轻体力劳动,理想体重
60kg,体重超重,每日所需总热量 =60kg×25kcal/(kg·d)=
1500kcal。

🔍 依据患者每日所需总热量,确定碳水化合物、脂肪、蛋白质的比例和重量 首先确定患者三大营养物质的比例,碳水化合物约占总热量的56%,蛋白质占总热量的20%,脂肪约占总热量的24%。其次,确定患者三大营养物质分别所需要供给的热量,碳水化合物=1500kcal×56%,蛋白质=1500kcal×20%,脂肪=1500kcal×24%。最后,确定患者每日所需三大营养物质的重量。鉴于每克碳水化合物、蛋白质大约产热4kcal,每克脂肪大约产热9kcal,故碳水化合物所需重量为(1500kcal×56%)÷4kcal=210g,蛋白质所需重量为(1500kcal×20%)÷4kcal=75g,脂肪所需重量为(1500kcal×24%)÷9kcal=40g。

🔍 根据每日所需碳水化合物、蛋白质、脂肪总量,制订出食谱,可按每日三餐分配 早餐约占全日量的25%、午餐40%、晚餐为35%。或者早餐1/5、午餐2/5、晚餐2/5;早餐1/3、午餐1/3、晚餐1/3。

扫一扫

扫码阅读
如何使用"食物交换份法"

运动治疗是手段

运动治疗是糖尿病康复治疗中最基本的治疗方法之一，具有药物不可替代的作用。规律运动可减轻体重，增加胰岛素敏感性，有助于控制血糖和减少心血管危险因素。

糖尿病运动疗法选用的运动项目依据运动性质的不同可分为有氧运动、抗阻运动和组合运动。

有氧运动是指人体在氧气充分供应的情况下进行的体育锻炼，又称有氧代谢运动、耐力练习，常见的有氧运动包括步行、慢跑、游泳、骑自行车、打太极拳、八段锦、跳健身舞、做健身操等。

抗阻训练是指通过局部肌群克服阻力，从而达到增强肌力的运动，又称力量训练。

组合运动是有氧运动和抗阻运动按照一定比例组合的运动项目。

运动原则须遵循

患者必须在医师指导下进行必要的评估，特别是心肺功能和运动功能的医学评估（如运动负荷试验等），结合自身情况制订个体化运动方案。

❤ 运动禁忌须牢记

糖尿病患者存在以下情况禁忌运动,须待病情控制稳定后方可逐步恢复运动。

- 空腹血糖 > 16.7mmol/L。
- 反复出现低血糖或血糖波动较大。
- 有糖尿病酮症酸中毒等急性代谢并发症。
- 合并急性感染、视网膜病变、严重肾病、严重心脑血管疾病(不稳定性心绞痛、严重心律失常、短暂性脑缺血发作)等。

❤ 如何制订个性化运动方案

运动项目 中等强度有氧运动项目有快走、打太极拳、骑车、乒乓球、羽毛球和高尔夫球;高强度运动为舞蹈、有氧健身操、慢跑、游泳、骑车上坡。

运动时机 一般以餐后一小时后进行为宜。

运动强度 运动的适宜平均心率 =170 - 年龄,运动时患者自觉有点用力,以心跳和呼吸加快但不急促为宜,运动时超出适宜平均心率,应该调整运动量。

运动频率 每周至少运动 150 分钟,每周 3 次以上较为合理,若身体条件允许,每周坚持 7 次最佳。

运动时间　从 10 分钟开始,逐渐延长至每次 40～60 分钟,最长应限制于 60 分钟以内。

❤ 运动 13579 口诀

"1"选择一种适合自己的运动方式,餐后 1 小时运动。

"3"每次要运动 30 分钟。包括运动前预热、运动中和运动后整理活动三部分。

"5"每周运动 5 次,总共不少于 150 分钟。

专家建议

糖尿病患者可记录运动日记,便于了解运动情况和提高运动的依从性。平时应养成健康的生活方式,增加日常身体活动,减少静坐时间,每静坐 1～2 小时可活动一次。

"7"每次运动中脉搏不超过(170 - 年龄)。

"9"长久坚持,持之以恒。

❤ 如何预防运动引起的低血糖

● 尽可能在餐后 1 小时运动,此时血糖较高,不易发生低血糖。

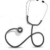

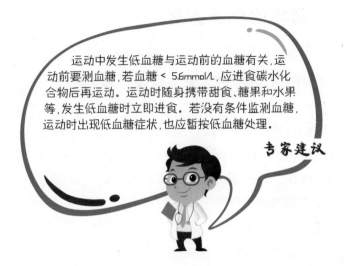

运动中发生低血糖与运动前的血糖有关,运动前要测血糖,若血糖 < 5.6mmol/L,应进食碳水化合物后再运动。运动时随身携带甜食、糖果和水果等,发生低血糖时立即进食。若没有条件监测血糖,运动时出现低血糖症状,也应暂按低血糖处理。

专家建议

● 胰岛素注射部位尽量不选择大腿,因运动时剧烈活动的部位血流量增加,胰岛素吸收加快,导致降糖作用在短时间内增强。

● 避免空腹运动,运动时注意携带饼干、糖果。

● 若要进行中等强度以上的运动且运动时间长,可适当减少运动前的胰岛素或口服降糖药的剂量,也可在运动前及运动中间适当加餐。

● 有条件的话,运动前后各测一次血糖,以便了解不同运动形式、运动量的降糖程度,且可预防低血糖。

药物治疗是武器

♥ 口服降糖药的常见类型及代表药物

随着病情进展,在饮食和运动不能使血糖控制达标时应及时采用药物治疗。服用药物几乎是所有糖尿病患者需要经历的治疗手段,糖尿病患者非常有必要了解各种药物的特点,以提高治疗效果。

 Ⅰ.双胍类

☞ 代表药物

目前临床常用的二甲双胍剂型有盐酸二甲双胍片／胶囊、盐酸二甲双胍肠溶片／胶囊、盐酸二甲双胍缓释片／胶囊。二甲双胍的最小起效剂量为每天 500mg,最佳有效剂量为每天 2000mg,成人最大推荐剂量为每天 2550mg。二甲双胍的疗效具有剂量依赖效应,在患者可以耐受的情况下,建议逐渐加量至最佳有效剂量(为每天 2000mg)以使患者血糖达标并得到长期良好控制。

ⓒ 不良反应

★ **低血糖反应**：仅仅服用二甲双胍一种降糖药的患者，不会导致低血糖。但是，如果二甲双胍与胰岛素或促胰岛素分泌剂，如磺脲类（格列美脲片）等药物联合使用有发生低血糖的风险。

★ **胃肠道反应**：5%～20% 服用二甲双胍的患者可出现胃肠道反应，主要表现为腹泻、腹胀、腹痛、腹部不适、恶心、呕吐、食欲缺乏、口中有金属味等。这些不良反应往往见于药物治疗的早期，大多数患者可耐受。随着治疗时间的延长，上述不良反应可逐渐消失。从小剂量开始并逐渐加量是减少其不良反应的有效方法。

★ **乳酸性酸中毒**：是双胍类最严重的不良反应。

ⓒ 注意事项

在造影检查使用碘化造影剂时，应暂时停用二甲双胍。造影检查前的 48 小时停用二甲双胍，造影结束后仍应停药 48～72 小时，复查肾功能无异常时可继续用药。

ⓒ 服用方法

饭中或饭后服用，可减轻胃肠道刺激，并且不影响吸收。长期服用二甲双胍者应防止维生素 B_{12} 缺乏，尤其伴贫血和糖尿病周围神经病变者。

Ⅱ. 磺脲类药物

☞ 代表药物

第一代：甲苯磺丁脲。因作用时间长且副作用大，临床已经淘汰不用。

第二代：格列本脲、格列吡嗪、格列齐特、格列喹酮。因作用强、吸收快、不良反应少，临床应用广泛。

第三代：格列美脲。作用强，可明显增加胰岛素敏感性，低血糖不良反应发生少，对 2 型糖尿病效果较好。

☞ 不良反应

★ 低血糖反应：最常见的不良反应，常发生于老年患者（60 岁以上）、肝肾功能不全或营养不良者。药物剂量过大、体力活动过重、进食不规律、进食减少、饮含酒精的饮料等为常见诱因。老年人低血糖症状不明显，不易被察觉。因此，患者应重视和预防低血糖的发生。

★ 体重增加：磺脲类药物还可导致体重增加。

★ 其他不良反应：皮肤过敏反应，患者可出现皮肤瘙痒、皮疹；部分患者可出现消化系统症状，如上腹不适、食欲减退等。

格列喹酮经肾脏排泄率约为 5%，有肾功能轻度不全的患者，宜选择格列喹酮。

☞ **服用方法**

磺脲类药物应在餐前半小时服用。但格列吡嗪控释片可以与早餐同服,本品不可掰服。格列美脲服用时不能嚼碎。

☞ **注意事项**

磺脲类降糖药普遍存在继发性失效的问题,要定期复查血糖,及时调整方案。

磺脲类药物的禁忌证包括严重肝肾功能不全、糖尿病酮症酸中毒、非酮症性高渗综合征、严重急性感染、大手术或创伤、糖尿病合并妊娠或哺乳等。

Ⅲ. 格列奈类

☞ **代表药物**

格列奈类药物属于非磺脲类药物的胰岛素促泌剂,目前我国上市的有瑞格列奈、那格列奈和米格列奈。

☞ **不良反应**

★ **低血糖和体重增加**:格列奈类药物的常见不良反应是低血糖和体重增加,但低血糖的风险和程度较磺脲类药物轻,而且限于餐后期间。

☞ **服用方法**

格列奈类药物需要餐前 15 分钟或进餐时服用,不进餐不服药。格列奈类药物瑞格列奈可以在轻度肾功能不全的患者中使用。

格列奈类药物的禁忌证同磺脲类药物。

Ⅳ. α－葡萄糖苷酶抑制剂

⤷ 代表药物

α－葡萄糖苷酶抑制剂通过抑制碳水化合物（人体所需三大营养物质之一）在小肠上部的吸收而降低餐后血糖。目前我国上市的这类药物有阿卡波糖、伏格列波糖和米格列醇。主要适用于以碳水化合物为主要食物成分和餐后血糖升高的患者。

⤷ 不良反应

★ 低血糖：单独服用 α－葡萄糖苷酶抑制剂通常不会发生低血糖，相比于其他药物，反而能减少餐前反应性低血糖的风险；在老年患者中使用无须调整服药的剂量和次数，亦不增加低血糖发生，且耐受性良好。合用 α－葡萄糖苷酶抑制剂的患者如果出现低血糖，治疗时需要口服或静脉注射葡萄糖，而食用蔗糖或淀粉类食物（如饼干）纠正低血糖的效果差。

★ 胃肠道反应：α-葡萄糖苷酶抑制剂的常见不良反应为胃肠道反应，如腹胀、排气等。从小剂量开始，逐渐加量是减少不良反应的有效方法。

☞ 服用方法

用餐前整片吞服或与第一口食物一起咀嚼服用。

Ⅴ.噻唑烷二酮类药物（TZDs）

噻唑烷二酮类药物是最经典的胰岛素增敏剂，通过增加靶细胞对胰岛素作用的敏感性而降低血糖。目前我国TZDs主要有罗格列酮和吡格列酮。

☞ 不良反应

★ 低血糖：TZDs单独使用时不导致低血糖，但与胰岛素或胰岛素促泌剂联合使用时可增加低血糖发生的风险。

★ 体重增加和水肿：是TZDs的常见不良反应，这些不良反应在与胰岛素联合使用时表现更加明显。

★ 骨折与心力衰竭：TZDs的使用与骨折和心力衰竭风险增加相关。因此，有心力衰竭（心功能分级Ⅱ级以上）、活动性肝病或转氨酶升高超过正常上限2.5倍及严重骨质疏松和有骨折病史的患者应禁用本类药物。

💜 血糖控制稳定了就能停药吗

糖尿病是一种慢性、终身性疾病,一旦确诊,必须终身服药控制血糖,防止或者延缓并发症的发生,降低致残率、致死率。

糖尿病患者绝对不能因为血糖控制平稳,担心降糖药物的副作用或者自以为疾病治愈就擅自停药。还有些2型糖尿病患者自觉服药和不服药血糖控制差不多,血糖并未得到较好控制而停药,这也是不正确的做法。这是因为一方面降糖方案调整需要周期,同时需要患者监测血糖、配合饮食运动治疗,医患共同努力控制好血糖,若患者不控制饮食和加强运动,单纯依靠降糖药物很难达到血糖的良好控制。另一方面患者需要了解2型糖尿病随着病程延长,胰岛 β 细胞功能减退或者逐渐衰竭,之前控制平稳的血糖可能出现波动或控制不佳,此时需要调整降糖方案。因此,患者需要遵循医嘱,切记不可随便停用降糖药物。

💜 中药能降糖吗

中药可通过多途径、多靶点降低血糖,改善患者临床症状和胰岛素抵抗。但中药降糖效果还比不上口服降糖药物和胰岛素。因此,患者一旦确诊为 2 型糖尿病,尤其是伴有明显胰岛功能衰竭者,不可因抵触降糖药物及胰岛素治疗,而完全寄希望于中药降糖治疗。中西医结合治疗糖尿病效果更好。

♥ 糖尿病与微量元素铬的关系

微量元素特别是铬与糖尿病关系十分密切。铬是人体必需微量元素之一,是葡萄糖耐量因子的重要构成成分、某些酶的激活剂。铬摄入不足可引起糖、脂代谢紊乱等。葡萄糖耐量因子(GTF)是一种高活性的小分子铬结合物质,三价有机铬是其重要活性中心,含有半胱氨酸、天门冬氨酸、甘氨酸和谷氨酸,GTF 能提高胰岛素的活性,促进胰岛素与细胞膜受体结合,利于机体组织对葡萄糖的吸收。三价铬的生理功能如下。

1. 人体缺铬可造成糖耐量受损,发展成糖尿病、高脂血症、动脉粥样硬化、生长迟滞及寿命缩短,补充铬有逆转上述现象的作用。

2. 铬的作用直接和胰岛素有关,铬与胰岛素及线粒体膜受体之间形成三元复合物而促进胰岛素发挥作用,完成糖代谢。

3. 铬是正常糖代谢及脂代谢必需的微量元素,对胰岛素的结构和功能以及对胰岛素靶组织状态有明显影响,饮食中的铬缺乏和 2 型糖尿病有关。

♥ 糖尿病患者需要补充微量元素铬吗

一般人体内的铬含量随着年龄增长而逐渐减少,当铬降低时,糖耐量也随之降低,中老年人易患糖尿病与此有关。且铬不仅影响糖代谢,还影响脂代谢,肥胖与铬也有密切关系。因为糖尿病患者控制饮食、胃肠功能紊乱、高血糖渗透性的利尿作用等原因,导致体内微量元素铬缺乏,故更需要补充铬。

♥ 中药肉桂对糖尿病的作用

肉桂治疗糖尿病已通过临床实践及现代药理研究证明,其作用已得到中外学者的普遍认可,肉桂的降糖作用机制是桂皮醛激活胰岛素受体,抑制胰岛素受体去磷酸化,从而提高胰岛素敏感性。肉桂补充剂可改善 2 型糖尿病患者的心脏代谢特征,使体质指数、血糖和血脂状况得到明显改善。

❤ 铬酵母对糖尿病患者的作用

大家知道酵母是被人类利用最早、最广泛的纯天然营养型微生物,也是天然的营养宝藏和理想的生物载体。铬酵母是将酵母细胞培养在含三价铬的培养基中,通过生物转化将无机铬转变成有机铬,提高铬在机体内的吸收利用率,特别是加入肉桂中药成分,形成了肉桂中桂皮醛与铬酵母中葡萄糖耐量因子的复方,从而更好地发挥调节血糖、降脂及降胆固醇的作用。但是不能用铬酵母代替降糖药物治疗糖尿病。

❤ 哪些人群要用胰岛素治疗糖尿病

胰岛素是 1 型糖尿病患者控制血糖和维持生命所必需的药物。2 型糖尿病患者虽然不需要胰岛素来维持生命,但是多数患者在糖尿病的晚期需要使用胰岛素来控制血糖水平以减少糖尿病急性、慢性并发症的发生。

胰岛素治疗的适应证

● 所有 1 型糖尿病。

● 2 型糖尿病。

1. 口服药失效。

2. 急性并发症,糖尿病酮症酸中毒或反复出现酮症、非酮症高渗性昏迷和乳酸酸中毒等。

3. 严重慢性并发症,血糖控制不良的增殖性视网膜病变、重症糖尿病肾病以及神经系统病变导致的严重腹泻、吸收不良综合征。

4. 肝肾功能不全。

5. 应激情况,合并感染、创伤、手术、急性心肌梗死及脑血管意外。

6. 严重消瘦,在糖尿病病程中出现不明原因的体重下降时,应尽早使用胰岛素治疗。

7. 较重的新诊断的 2 型糖尿病,推荐早期使用一段时间胰岛素。

● 妊娠糖尿病或者糖尿病合并妊娠。

● 各种继发性糖尿病(胰腺切除、肾上腺皮质激素增多症等)。

♥ 一旦使用胰岛素,剂量会越来越大吗

这是有可能出现的现象,但原因不在胰岛素。1 型糖尿病胰岛素注射剂量一般比较稳定,而 2 型糖尿病由于目前缺乏针对病因的治疗手段,胰岛细胞的功能逐渐衰竭,所以胰岛素的使用剂量可能会越来越大,这是疾病进展所致,与使用胰岛素没有关系。

♥ 使用胰岛素会成瘾吗

部分患者拒绝使用胰岛素,是因为听说注射胰岛素会成瘾,将来想撤也撤不下来。其实注射胰岛素绝不会成瘾,因为胰岛素不同于其他药品,它是人体必需的唯一具有降血糖作用的激素。

1 型糖尿病患者由于自身胰岛素分泌绝对不足,所以需要依赖外源性胰岛素注射来维持生命,一旦停用胰岛素就会导致代谢紊乱,发生糖尿病酮症酸中毒以致昏迷死亡,而这些症状并非由于胰岛素成瘾所致。

2 型糖尿病在某些情况下(应激状态、急性并发症以及严重的慢性并发症等)也需要使用胰岛素治疗,胰岛素能否撤下来,取决于患者本身的胰岛功能,只要胰岛有

功能,待病情稳定可以逐渐减少胰岛素用量,最后改用口服降糖药物治疗。因此,患者应消除顾虑,积极配合医生治疗。

❤ 多注射了胰岛素怎么办

胰岛素的主要不良反应为低血糖,如果患者多注射了胰岛素可能不会出现症状,也可能会出现低血糖交感神经过度兴奋症状,如出汗、颤抖、心慌、饥饿、紧张、焦虑、乏力等症状,甚至可以出现脑神经功能障碍,如精神不集中、头晕嗜睡、视物不清、步态不稳、幻觉、躁动、易怒、行为怪异、惊厥、昏迷。若持续低血糖得不到纠正,可以导致死亡。

患者应加强血糖监测,若无低血糖发生,可以不用担心;若出现低血糖而意识清楚者,可以补充糖类食品或者葡萄糖水,并监测血糖变化;若出现低血糖且意识不清者,家属应及早拨打急救电话并送到医院治疗。

❤ 少注射了胰岛素怎么办

患者若少注射了胰岛素可能会导致血糖控制不佳,患者可以适当减少进餐量。偶尔一次少注射了胰岛素关系不大。长期血糖控制不佳的患者需注意监测血糖,警惕血糖明显升高而导致糖尿病酮症酸中毒或者高渗性昏迷等急性并发症的发生。

♥ 漏打了胰岛素怎么办

如果糖尿病患者吃完饭才想起胰岛素还没有注射,可根据血糖情况采取相应的补救措施。对于使用超短效胰岛素的患者,可以在餐后即刻注射,对疗效影响不大。对于早、晚餐前注射预混胰岛素的患者,若早餐前漏打了胰岛素,可在餐后立即补注,但期间要注意监测血糖,必要时中间加餐;如果想起来时已快中午,应检查午餐前的血糖情况,当血糖超过 10mmol/L,可以在午餐前临时注射短效胰岛素,但不能把早晚两次预混胰岛素合并成一次在晚餐前注射。

♥ 胰岛素的注射部位

● 选择合适的部位进行注射不仅能减少注射的危险,还有助于胰岛素的吸收。

● 胰岛素的注射部位:腹部、上臂、大腿外侧、臀部。

● 各部位的吸收速率不同,腹部注射吸收最快,其次分别为上臂、大腿和臀部。

● 注射部位的轮替可以预防局部脂肪增生或萎缩。

● 两次注射间距应大于 2cm，避免在有瘢痕或硬结的部位注射。

★ 臀部注射胰岛素

因为臀部的皮下脂肪吸收速度慢，这样能更好地控制空腹血糖，同时又无须捏起皮肤也无肌肉注射风险。

适用类型：适合注射中、长效胰岛素（例如睡前注射的中效胰岛素）。

★ 腹部注射胰岛素

优先选择腹部皮肤最容易被捏起，同时又是吸收胰岛素最快的部位。

注射位置：肚脐两侧旁开 3 ~ 4 指（5cm 以外）的位置注射。

适用类型：最适合注射短效胰岛素或与中效混合搭配的胰岛素。

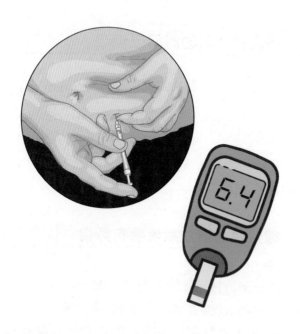

♥ 胰岛素的储存

　　冷藏温度一般为 2 ~ 8℃。使用中的胰岛素可以室温保存（不能大于 25℃）。超过 25℃时，应将胰岛素放入冰箱内冷藏，注射时提前 30 分钟拿出，避免因注射过冷的胰岛素引起注射部位的刺激疼痛。已开瓶且置于室温的胰岛素，超过一个月会导致药效下降，不能再用。

♥ 胰岛素注射的时间

- 短效胰岛素　餐前 15 ~ 30 分钟,皮下注射,每天 3 ~ 4 次。
- 中效胰岛素　早餐或晚餐前 30 ~ 60 分钟,每天 1 ~ 2 次。
- 长效胰岛素　早餐或晚餐前 1 小时,每天 1 次。
- 预混胰岛素　早、晚餐前 15 分钟,早晚时间间隔 12 小时注射为佳。

♥ 减轻胰岛素注射疼痛有妙招

- 注射前将胰岛素放至室温再使用。
- 待消毒皮肤的酒精挥发干后再注射。
- 用手捏起注射部位皮肤,分散注射时针头引起的疼痛。
- 进针速度要快。
- 拔针时不要改变方向,保持原进针方向。
- 保持肌肉放松。
- 更换注射部位,每次注射都与上次注射部位保持 3 ~ 4cm 的距离,避开皮肤感染及皮下硬结。

胰岛素有哪些不良反应

● 低血糖。胰岛素的主要不良反应，与剂量过大和/或饮食失调有关。

● 治疗初期可因钠潴留而发生水肿，可自行缓解。

● 部分患者出现视力模糊，为晶状体屈光改变，多于数周内恢复。

● 局部不良反应，如注射部位瘙痒、荨麻疹样皮疹，少数有过敏反应。

使用胰岛素的注意事项

● 所有开始胰岛素治疗的患者都应该警惕低血糖的发生，了解自救措施。

一旦发生低血糖应立即测定血糖水平，明确诊断；无法确定血糖时应按低血糖处理。意识清楚者服用糖类食品（以葡萄糖为佳），意识障碍者应及早就医并给予 40ml 50% 葡萄糖液静脉注射。每 15 分钟监测 1 次血糖，关注低血糖是否被纠正。

● 饮食定时定量,掌握好胰岛素的注射剂量和使用时间。

● 进行自我血糖监测(7 点血糖:三餐前后和睡前),以便于胰岛素剂量调整和预防低血糖的发生。

● 糖尿病患者外出时,请准备好糖尿病急救卡片、降糖药物和预防低血糖的食物(糖果,饼干)。在急救卡片上要写上自己的姓名、家属和医生可随时打通的电话号码,并且写上"我患有糖尿病,若发现我神志不清或行为异常,可能是低血糖反应。我若能吞咽,请给我一杯糖水、果汁或其他含糖饮料。若 15 分钟内尚未恢复,请送我到医院并通知我的家人。若我昏迷不能吞咽了,切勿喂我食物,并请立即送我到医院及时通知我的亲人!"一定要随时携带。

● 如果在家自行注射胰岛素,必须准备各种所需的工具:胰岛素、消毒药棉及胰岛素注射器。在使用胰岛素之前,需要检查药瓶是否过期及是否密封无损。

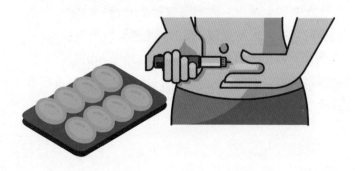

"高科技"说糖尿病能治愈,是真的吗?

干细胞疗法:就目前而言,干细胞治疗糖尿病仍属于研究阶段,还未真正应用于临床。国内外的相关研究,都只停留在基础研究或初步性的临床研究阶段。国内曾有学者研究表明,使用干细胞治疗后,患者仅在短期内可减少胰岛素的注射剂量,但病情会出现反弹。

所以大家可千万小心,对于广大的 2 型糖友,不单单是胰岛的问题,还有胰岛素抵抗的问题需要一点点解决,不可贪图"一蹴而就"呀!

胰腺修复疗法:其实就是在忽悠广大糖友! 对于胰腺组织修复疗法 ,这也相当于是打着科学旗号的另外一个幌子。到目前为止,在全世界范围内,尚没有任何相关文献报道及成功案例。

糖尿病疫苗:这种疫苗对已发生的 1 型糖尿病没有治疗作用。是否有治疗 2 型糖尿病的疫苗,至今,医学家们并没有研究过。

手术根治糖尿病:减重手术就是通过一刀切来限制胃容量,从而减少食物摄入,但终究是治标不治本呀! 糖友们可一定要小心,靠一刀切就想解决问题,那绝对是痴心妄想!

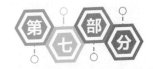

第七部分

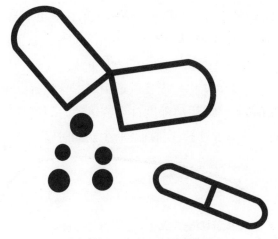

用药不适须就医

药物在发挥治疗作用的同时往往会产生一定的不良反应。患者过度担心药物不良反应，不敢服药或者粗心大意，毫不在乎，均为不正确的做法。患者应熟悉常用降糖药物的不良反应及应对策略，出现问题及时就医诊治。

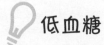 **低血糖**

易发生低血糖的降糖药物主要有磺脲类、格列奈类、胰岛素 双胍类、噻唑烷二酮类药物（罗格列酮、吡格列酮）、α–葡萄糖苷酶抑制剂（阿卡波糖、伏格列波糖）以及 GLP-1 受体激动剂、DPP-Ⅳ抑制剂单独应用不易发生低血糖，但与磺脲类或胰岛素联合应用亦可发生低血糖。

低血糖发生诱因　进食量过少或主食吃得太少；延迟进餐或漏掉一餐；运动强度过大或运动时间过长；使用降糖药物或胰岛素过量；空腹饮酒；生病的时候。

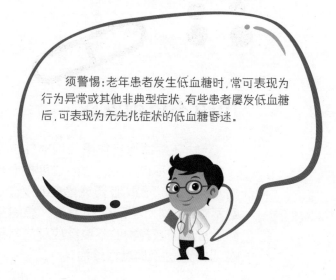

须警惕：老年患者发生低血糖时，常可表现为行为异常或其他非典型症状，有些患者屡发低血糖后，可表现为无先兆症状的低血糖昏迷。

低血糖症状 可无症状或出现交感神经兴奋症状,如出汗、颤抖、心慌、饥饿、紧张、焦虑、乏力等,严重者可出现脑神经功能障碍,表现为精神不集中、头晕嗜睡、视物不清、步态不稳、幻觉、躁动、易怒、行为怪异、惊厥、昏迷,严重低血糖若长时间得不到纠正,可以导致死亡。

低血糖诊断 通过检测血糖来诊断。对非糖尿病患者来说,低血糖的诊断标准为血糖 < 2.8mmol/L;接受药物治疗的糖尿病患者只要血糖 ≤ 3.9mmol/L 就属低血糖范畴。

低血糖处理 糖尿病患者一旦怀疑有低血糖,需要及时监测血糖水平,发现血糖 ≤ 3.9mmol/L,神志清楚者可补充葡萄糖或含糖食物,监测血糖水平,若 10 分钟还未缓解,可再吃一次,若还未能缓解,应立即前往医院就诊;神志不清者,家属可将患者侧卧,保持呼吸道通畅,立即拨打急救电话,不要随便给已昏迷的患者吃或喝任何食物。

注意事项

● 长效降糖药物如格列本脲、格列美脲或长效胰岛素引起的低血糖,经治疗症状缓解后,仍需要观察一段时间,以免再次发生低血糖。

● α-葡萄糖苷酶抑制剂(阿卡波糖、伏格列波糖)单独应用不易发生低血糖,但与磺脲类药物或胰岛素联合应用可发生低血糖,此时应口服或静脉注射葡萄糖治疗,口服其他糖类(如白糖)或淀粉类食物(如饼干)效果差。

● 部分患者会在夜间发生低血糖,如果在睡眠中未被察觉,会导致体内胰岛素拮抗激素分泌增多,继而发生低血糖后的反跳性高血糖,表现为清晨高血糖。凌晨3点或夜间多次(0、2、4、6、8点)监测血糖可发现。

 胃肠道症状

易引起胃肠道症状的药物主要有双胍类、α-葡萄糖苷酶抑制剂(阿卡波糖、伏格列波糖)。此外,部分使用磺脲类药物的患者亦可发生胃肠道症状。

胃肠道症状 双胍类药物引起的胃肠道症状主要为腹

泻、恶心、呕吐、胃胀、乏力、消化不良、腹部不适及头痛；α－葡萄糖苷酶抑制剂引起的胃肠道症状主要为腹胀、排气增多及腹泻；部分使用磺脲类降糖药的患者可以出现上腹不适、食欲减退症状。

处理方法　从小剂量开始，逐渐加量是减少胃肠道不良反应的有效方法。医生刚开始会给予小剂量的双胍类或α－葡萄糖苷酶抑制剂，大部分患者胃肠道症状可不明显，腹泻仅表现为大便不成形，每天大便次数 1～2 次，可以慢慢耐受。部分患者胃肠道症状较明显，每天腹泻 4～5 次，患者无法耐受。此时，患者应尽快前往医院就诊，医生会根据患者症状对症处理。

注意事项　糖尿病患者长期高血糖可损害支配胃肠道的自主神经，表现为腹泻、便秘、腹泻与便秘交替。糖尿病性腹泻主要表现为顽固性夜间腹泻或餐后腹泻，具有无痛性、间歇性发作的特点，发作后可以恢复正常，部分患者则表现为腹泻与便秘交替。糖尿病性腹泻患者，应进食少油、少渣、高蛋白、高维生素等易消化食物，且宜少食多餐。若效果不明显，可前往医院就诊，给予药物对症治疗。出现便秘的糖尿病患者，首先应调整饮食结构，增加膳食纤维的摄入，同时可适当增加运动，效果不明显，可前往医院就诊，给予药物对症治疗。

皮肤瘙痒

引起皮肤瘙痒的药物有胰岛素、磺脲类药物、双胍类药物。

皮肤瘙痒的症状　胰岛素引起的皮肤瘙痒主要表现为胰岛素注射部位瘙痒、荨麻疹样皮疹、皮下脂肪增生或萎缩；磺脲类及双胍类药物主要表现为皮肤过敏反应、皮疹、皮肤瘙痒，一般症状较轻。

处理方法　胰岛素注射引起的皮肤瘙痒或皮下脂肪增生、萎缩，可以通过胰岛素注射部位轮换、将胰岛素从冰箱取出放至室温后再注射或改用高纯度胰岛素等方法进行改善。磺脲类、双胍类药物引起的皮肤过敏反应一般较轻，若患者无法耐受，可前往医院就诊，给予药物对症治疗。

注意事项　皮肤瘙痒亦常是糖尿病的发病症状之一，可以是全身性的，也可以是局限性的，后者多局限于会阴部。皮肤瘙痒最常发生的部位是患者的腰背部和下肢，经常表现为顽固持久的瘙痒和皮肤干燥，由于搔抓引起皮肤的抓痕、结痂和脱屑等，严重者还可在抓破部位发生皮肤感染。若患者在诊断糖尿病时已存在皮肤瘙痒症状，很有可能是糖尿病高血糖所致，治疗的关键在于控制血糖。一般糖尿病得到良好控制后皮肤瘙痒便可缓解。皮肤瘙痒部位可外用润肤止痒作用的乳膏,尽量不搔抓患处,症状较明显者可就医诊治。

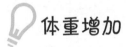

体重增加

导致体重增加的药物为磺脲类、格列奈类、噻唑烷二酮类、胰岛素。

处理方法 医生选用降糖药物会考虑患者体型,若患者体型偏瘦,服用降糖药物后体重轻度增加,可以不予重视;若体型较胖,体重增加,需要明确体重增加是降糖药物引起的,还是饮食运动不规律所致。若属饮食运动不规律所致,患者需要改变不良生活方式;若属药物所引起的体重增加,患者可前往医院就诊,由医生评估患者体重增加和降糖作用的利弊而决定。

高血糖

发生原因 ①患者服用降糖药物或胰岛素用量不足,或胰岛 β 细胞功能逐渐衰竭,原降糖药物剂量已不能很好地控制血糖;②患者单纯依靠降糖药物或胰岛素治疗,未控制饮食和锻炼身体,或患者未按规律服用降糖药物;③晨起高血糖可能由夜间降糖药物作用不足所致,也可能是由于清晨皮质醇、生长激素等胰岛素抵抗激素分泌增多所致,亦有可能是夜间发生未被察觉的低血糖,导致体内胰岛素拮抗激素分泌增加,继而发生低血糖后的反跳性高血糖。

高血糖症状 患者血糖控制不佳时,糖尿病"三多一少"症状可能会比较明显,比平时感觉更加饥饿和口渴,小便次数增多,夜间不得不数次起床小便,出现乏力疲倦、无精打采,视物模糊,皮肤瘙痒等症状。

高血糖的诊断 空腹血糖 ≥ 7.0mmol/L 为高血糖症。此外,患者空腹血糖、餐后 2 小时血糖以及糖化血红蛋白超过医生制订的控制目标者,属于血糖控制不佳范围。

处理方法 患者饮食运动不规律所致血糖升高,需要患者改变生活方式。其余情况,患者均需要前往医院就诊,由医生调整降糖治疗方案。

注意事项 糖尿病患者治疗过程中应重视规律饮食运动,定期监测血糖变化和了解血糖控制情况,必要时应就医调整降糖方案。磺脲类降糖药物普遍存在继发性失效问题,一旦发现应及早就医。

水肿

可以引起水肿的药物有胰岛素、噻唑烷二酮类药物,两者联合应用时症状可能更明显。

症状及处理方法 部分使用胰岛素治疗的患者可以出现水肿,但一般症状较轻,经过一段时间后可自行消退,不必处理,少数严重者需要就医诊治,可短期使用利尿剂。噻唑烷二酮类药物引起的水肿,一般也比较轻。胰岛素和噻唑烷二酮类药物联合应用时,可能水肿症状比较明显,患者可前往医院就诊,给予药物对症处理。

注意事项 噻唑烷二酮类药物的使用与心衰风险增加有关。患有心力衰竭(心功能分级Ⅱ级以上)的糖尿病患者禁止使用噻唑烷二酮类药物。糖尿病合并心力衰竭的患者在使用胰岛素治疗过程中,若出现明显水肿,首先应考虑是否为心力衰竭症状加重所致,需要及时前往医院就诊,不可简单认为是胰岛素的副作用。

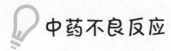# 中药不良反应

中药的使用相对安全,无明显不良反应。中药在使用过程中常见的不良反应为胃肠道反应,表现为腹胀、腹泻、恶心、呕吐等症状,腹泻常表现为大便不成形,患者大都可以耐受,若患者自觉明显不适,可随时前往医院就诊。

其他

视物模糊　胰岛素还可引起视物模糊,这是由于胰岛素使血糖迅速下降,影响晶状体内及玻璃体内渗透压,使晶状体内水分溢出从而导致屈光下降,发生远视所致。一般在血糖浓度恢复正常后迅速消失,不必处理。

维生素 B_{12} 缺乏　长期使用双胍类药物有可能会引起维生素 B_{12} 缺乏,尤其是存在贫血及周围神经病变者,患者若过于担心,可定期复查血清维生素水平。

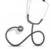
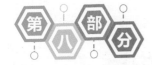

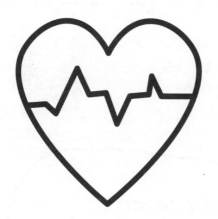

必须面对的并发症

　　患有糖尿病最担心的就是并发症,并发症并非必然会随糖尿病而来,只是发生在长时间高血糖而不加以改善的患者身上。糖尿病并不可怕,可怕的是随之而来的多种并发症。

详细了解糖尿病并发症

♥ 糖尿病急性并发症

☐ 低血糖
☐ 糖尿病酮症酸中毒
☐ 糖尿病乳酸性酸中毒
☐ 高血糖高渗综合征

扫一扫

扫码看视频

控制血糖的重要性
长期血糖控制不佳致使多系统损害是糖尿病患者致残、致死的主要原因。

♥ 糖尿病慢性并发症

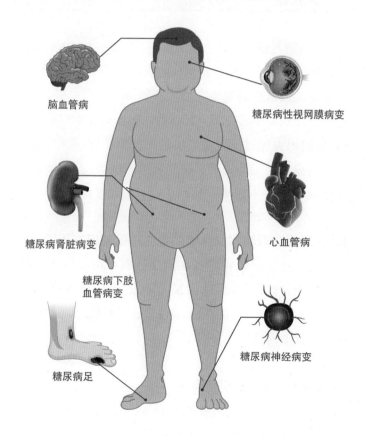

脑血管病

糖尿病性视网膜病变

糖尿病肾脏病变

心血管病

糖尿病下肢
血管病变

糖尿病神经病变

糖尿病足

突如其来的急性并发症

♥ 低血糖——万万没想到

　　低血糖是糖尿病患者最常见的急性并发症,几乎每名患者在糖尿病确诊前后以及糖尿病诊治过程中都有过低血糖的经历。低血糖的发生突然而短暂,轻重不一,多于空腹、进餐后 3 ~ 4 小时或下一餐前发作。一旦发生严重的低血糖,可能因血糖过低引起血压下降甚至休克、死亡。因此,糖尿病患者一定要提前了解低血糖的诱因、表现和急救方法等,以免发作时措手不及。

🔍 糖尿病与非糖尿病患者的低血糖诊断标准不同

　　低血糖是糖尿病患者在治疗过程中可能发生血糖过低的现象。对非糖尿病患者来说,血糖 < 2.8mmol/L 才能诊断为低血糖症。而对于糖尿病患者,血糖只要 ≤ 3.9mmol/L 就属于低血糖范畴。

🔍 发生低血糖,表现轻重不一

　　低血糖的表现与血糖水平的高低以及血糖的下降速度有着密切的关系,可表现为面色苍白、头晕、眼花、心悸、手抖、乏力、焦虑、发冷、出汗、强烈的饥饿感以及注意力不集中等，如果情况不能得到及时改善，则可进一步出现神志改变（如意识模糊）、认知障碍（不认识家人、答非所问等）、抽搐，甚至昏迷等。

老年患者发生低血糖时症状不典型，常可表现为行为异常，如性格改变、情绪变化或其他非典型症状，要注意及时识别。有的患者发生了低血糖却没有任何症状或异常，这样的患者更危险。如果发生在夜间，常因难以发现而得不到及时救治。有的患者屡次发生低血糖后，可表现为无先兆症状的低血糖昏迷，甚至死亡。

🔍 不同程度的低血糖，处理方式不同

方式 1：严重低血糖。严重低血糖是最危险、最紧急的低血糖。患者常有意识障碍，失去自我救治能力，需要他人的帮助才能幸免于难。糖尿病患者应当有意告知自己身边的同事、朋友以及家人等，当自己出现意识障碍时应当怎样帮助自己转危为安。

方式 2：症状性低血糖。症状性低血糖是最容易发现并得到及时处理的低血糖。患者出现心慌、出汗等低血糖症状时，应立即测血糖，如血糖 ≤ 3.9mmol/L，应按照低血糖处理。若血糖 ≥ 3.9mmol/L 但出现低血糖症状，

也应按照低血糖处理，不能因为血糖没有达到低血糖的诊断标准而耽误处理。

方式 3：无症状性低血糖。患者没有低血糖的任何症状，监测血糖时发现血糖 ≤ 3.9mmol/L，应按照低血糖处理。夜间或临睡前发现低血糖，及血糖 < 6.0mmol/L 要临时加餐，以免夜间熟睡后出现昏迷等严重后果。

方式 4：可疑症状性低血糖。部分患者出现了与低血糖相似的症状，但因身边没有血糖仪或不便监测血糖而无法确定真实的血糖数据，此时也应先按照低血糖进行处理。

◎ 低血糖的紧急处理

发生低血糖需要补充葡萄糖或含糖食物。此时既要注意及时纠正低血糖，还要注意避免纠正过度，以免造成人为的血糖波动过大。一般给予相当于 15g 碳水化合物的甜食，大约 1 ~ 2 块糖，或 3 ~ 4 块饼干，或 1 杯可乐，或半杯果汁等。每 15g 碳水化合物可升高血糖 1.11mmol/L，可根据血糖情况重复给予。糖尿病患者家属如果发现患者呼之不应，不要慌张，一边努力唤醒患者，喂其糖水，一边电话联系 120，立即送至医院抢救。

⊙ 预防低血糖发生的窍门

药物 定时、定量使用降糖药。使用胰岛素的患者须掌握好注射剂量,避免多打胰岛素;同时使用两种胰岛素者,注射前须仔细核对胰岛素的药名和剂量;掌握各种胰岛素的注射时间,速效、短效或预混胰岛素餐前注射完必须进食,且尽可能保持饮食恒定;坚持自我监测血糖。

饮食 定时、定量进餐,进餐量少时应适当减少降糖药物的剂量。若不能按时进餐,应在进餐时间进食糖类食品如饼干、糖果等。避免酗酒或空腹饮酒。

运动 持之以恒、量力而行,避免长时间剧烈活动,不可空腹运动,运动前适量补充碳水化合物。若运动中曾发生过低血糖,运动前后应监测血糖水平。

外出 患者外出应携带糖尿病急救卡和糖类食品,如饼干、糖果,当出现低血糖先兆时及时食用。急救卡应包括个人姓名、家属联系方式,便于发生低血糖时别人的救助。

睡前 为预防夜间发生低血糖,睡前监测血糖小于6.0mmol/L 时,可以食用几块饼干、一份水果、一杯酸奶或一杯低脂牛奶。

定期复诊　定期到医院复诊,并遵从医嘱,预防低血糖的发生。

生活习惯　养成良好习惯,戒烟限酒。

老年糖尿病患者　适当控制碳水化合物的摄入,不可过分限制;患者发生急性胃肠炎时,应减少降糖药物的剂量,及时监测血糖;存在肝肾功能不全者,定期检查肝肾功能,避免降糖药在体内蓄积,导致低血糖的发生;老年糖尿病患者的血糖控制目标可适当放宽,强调个体化治疗。

♥ 糖尿病酮症酸中毒——最常见的急性并发症

糖尿病酮症酸中毒(DKA)是糖尿病的一种致命性急性并发症。DKA 是由于胰岛素不足和升糖激素不适当升高引起的糖、脂肪和蛋白代谢严重紊乱综合征,临床以高血糖、高血酮和代谢性酸中毒为主要表现。仅有酮症而无酸中毒称为糖尿病酮症,进一步发展可致糖尿病酮症酸中毒,严重者可昏迷甚至死亡。因此,患者必须提前了解糖尿病酮症酸中毒的诱因、典型症状以及急救方法。

糖尿病酮症酸中毒的诱因

1型糖尿病患者有自发糖尿病酮症或酮症酸中毒倾向，并时常作为首发症状而就诊。2型糖尿病患者在一些诱发条件下亦可发生酮症酸中毒，诱因包括急性感染、胰岛素不适当减量或突然中断治疗、饮食不当、胃肠疾病、脑卒中、心肌梗死、创伤、手术、妊娠、分娩、精神刺激、应用某些药物（如糖皮质激素）等。

糖尿病酮症酸中毒的典型症状

糖尿病酮症酸中毒的病程一般从数天至数周，少数患者可在发病后几小时就发生昏迷，糖尿病酮症酸中毒临床表现如下。

1. 糖尿病症状加重，极度口渴、多饮、多尿。

2. 出现疲倦、厌食、恶心、呕吐或腹痛等症状。

3. 出现头晕、头痛，表情淡漠，嗜睡，烦躁，甚至呼吸加深加速，呼气中有烂苹果味（丙酮气味）。

4. 病情进一步发展，出现严重脱水现象，尿量减少、皮肤黏膜干燥、眼球下陷、脉快而弱、血压下降、四肢厥冷；到晚期，各种反射迟钝甚至消失，终至昏迷。

当患者出现上述4种酮症酸中毒预警信号，怀疑自己是糖尿病酮症酸中毒者，必须立即前往医院就诊！

糖尿病酮症酸中毒的处理

检查项目 明确诊断必做的检查项目,包括生化(血糖、血酮、电解质、肝肾功能)、尿常规(尿糖、尿酮体)、动脉血气分析。

治疗内容 糖尿病酮症酸中毒需要尽快补液以恢复血容量、纠正失水状态;使用胰岛素治疗,纠正电解质紊乱和酸中毒治疗需要持续到酮体消失,并应及时处理诱发疾病和防治并发症。

出院指征 糖尿病酮症酸中毒得以纠正,病情平稳。

糖尿病酮症酸中毒的预防

为了预防糖尿病酮症酸中毒的发生,糖尿病患者在日常生活工作中应注意以下几个方面。

按时服药 降糖药一定要带在身边,并准时按量服用。注射胰岛素的患者,出现其他疾病时不能随意减少胰岛素的剂量或中止治疗,应尽快找医生处理,调整胰岛素用量。糖尿病患者应购置血糖仪,经常监测血糖。

注意饮食 糖尿病患者应定时、定量进餐,尽量减少应酬性宴会,戒烟限酒。

适当运动 患者若不存在不宜运动的情况时,应每周至少运动 150 分钟,以中等强度的有氧运动为主,如散步、慢跑、打羽毛球等。餐后 1 小时进行,每次运动 30 ~ 60 分钟,每周 5 ~ 7 次。

注意休息 过度劳累或长期精神紧张易使血糖升高,糖尿病患者应在晚上 10:30 之前入睡,早晨 6:30 起床,保证足够的睡眠。

重视感染 即便是感冒、小疖肿、小外伤(特别是足部)也不放过,认真治疗直到痊愈。

防止脱水 糖尿病患者应避免出汗过多、腹泻导致的脱水,可适当补充淡盐水。

❤ 糖尿病乳酸性酸中毒
——少见但严重的急性并发症

糖尿病乳酸性酸中毒的发生率较低,但一旦发生,后果十分严重,病死率很高。乳酸性酸中毒主要是体内无氧酵解的糖代谢产物大量堆积,导致高乳酸血症,进一步出现 pH 降低,即为乳酸性酸中毒。大多发生在伴有肝、肾功能不全或慢性心肺功能不全的患者中,主要见于服用苯乙双胍者。

🔍 及早识别乳酸性酸中毒

轻者可表现为乏力、恶心、食欲不振、头昏、嗜睡及呼吸稍深快;严重者可表现为呕吐、腹泻、头痛、头昏、全身酸软、口唇发绀、无酮味的深大呼吸、血压下降、心动过速,意识障碍、昏迷或出现休克。

当患者出现上述症状时,必须立即前往医院就诊!

🔍 乳酸性酸中毒的处理

检查项目　明确诊断必做的检查项目,包括血糖、血酮、血乳酸、电解质、肝肾功能、尿常规(尿糖、尿酮体)、动脉血气分析。

治疗内容　治疗包括去除诱因、积极治疗原发病、补碱、纠正酸中毒、维持水电解质平衡、补液、扩容、纠正脱水和休克,必要时进行透析治疗。

出院指征　乳酸性酸中毒得以纠正,病情平稳。

❓ 糖尿病乳酸性酸中毒的预防

严格掌握双胍类药物的适应证,尤其是苯乙双胍,对伴有肝、肾功能不全,慢性缺氧性心肺疾病及一般情况差的患者忌用双胍类降糖药。

二甲双胍引起乳酸性酸中毒的发生率大大低于苯乙双胍,因此建议用双胍类药物治疗的患者尽可能选用二甲双胍。

使用双胍类药物患者在遇到危重急症时,应暂停用药,改用胰岛素治疗。

♥ 高血糖高渗综合征——高死亡率的急性并发症

高血糖高渗综合征是糖尿病的严重急性并发症之一,临床以严重高血糖而无明显酮症酸中毒、血浆渗透压显著升高、脱水和意识障碍为特征。多见于老年 2 型糖尿病患者,常见的诱因有急性感染、心肌梗死、使用糖皮质激素及利尿剂等。高血糖高渗综合征发生率低于糖尿病酮症酸中毒,但病情危重、并发症多,病死率高于糖尿病酮症酸中毒,故应早期诊治。

❓ 及早识别高血糖高渗综合征

典型的糖尿病高渗性昏迷主要表现为严重脱水和神经系

统症状。最初表现为多尿、多饮，但多食不明显或食欲减退；逐渐出现严重脱水体征（如皮肤干燥、缺乏弹性、眼窝内陷、心动过速、血压下降及尿量减少等）和进行性意识障碍，反应迟钝、淡漠嗜睡，逐渐陷入昏迷、抽搐，晚期尿少甚至尿闭。当患者出现上述症状时，必须立即前往医院就诊！

🔍 高血糖高渗综合征的处理

检查项目 必做的检查项目包括生化（血糖、血酮、血乳酸、电解质、肝肾功能）、尿常规（尿糖、尿酮体）、动脉血气分析。

治疗内容 积极补液，纠正脱水；小剂量胰岛素静脉输注控制血糖，纠正水、电解质和酸碱失衡以及去除诱因和治疗并发症。

出院指征 预后不良，病死率为糖尿病酮症酸中毒的10倍以上，抢救失败的主要原因是高龄、严重感染、重度心力衰竭、肾衰竭、急性心肌梗死和脑梗死等。患者高血糖高渗综合征得以纠正，病情平稳后方可出院。

🔍 高血糖高渗综合征的预防

老年糖尿病患者保证每日摄入足量液体，一旦发现糖尿病病情加重，或有发热、恶心、呕吐等症状，及时监测血糖，并尽快到医院诊治。

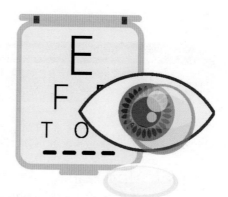

 隐藏在身边的慢性并发症

♥ 糖尿病性视网膜病变——雾里看花

糖尿病性视网膜病变(DR)是糖尿病主要微血管并发症之一,是导致成人失明的主要原因,其主要危险因素包括糖尿病病程较长、高血糖、高血压和血脂异常,其中糖尿病病程较长是视网膜病变最主要发生因素,病程越长,该病的发病风险越高。2型糖尿病患者也是其他眼部疾病早发的高危人群,这些眼病包括白内障、青光眼、视网膜血管阻塞及缺血性视神经病变等。因此,糖尿病患者首诊时就应当进行详细的眼科检查和评估。

🔍 筛查糖尿病性视网膜病变的时间

不同类型糖尿病患者接受眼科检查首诊和随诊时间		
糖尿病类型	首次眼底检查时间	随诊时间
1 型糖尿病	青春期前或青春期发病，可在 12 岁开始筛查。青春期后发病，患者一旦诊断即刻进行筛查	眼底正常或有几个血管瘤:每年 1 次 轻度 NPDR:每 9 个月 1 次 中度 NPDR:每 6 个月 1 次 重度 NPDR:每 4 个月 1 次 视网膜病变合并有意义的黄斑水肿:每 2～4 个月 1 次 PDR*:每 2～3 个月 1 次
2 型糖尿病	确诊时	随诊时
妊娠糖尿病	妊娠前或妊娠初期 3 个月	中度 NPDR:每 3～12 个月 1 次 重度 NPDR:每 1～3 个月 1 次

NPDR:非增殖性糖尿病视网膜病变;PDR:增殖性糖尿病视网膜病变;
*:考虑激光治疗

🔍 及早识别和诊断糖尿病性视网膜病变

糖尿病性视网膜病变预警

- 眼睛干涩、怕光、有刺痛感。

- 视力模糊、眼花。

● 眼睛发红不褪、迎风流泪。

● 看东西有重影。

● 眼部有压力感。

● 经常看见光斑或漂浮物。

● 直线看起来是弯的。

糖尿病患者出现视物模糊、视力减退、飞蚊症、视野缺损等症状，或无眼部症状，均应行详细的眼科检查和评估。

不论有无临床表现，确诊糖尿病的患者应行视力、眼压、眼底检查，初步评价视网膜病变的程度，必要时行眼底荧光血管造影检查，对视网膜病变做出准确分期诊断。

糖尿病性视网膜病变患者随诊评估内容

视觉症状、视力、眼压和眼底检查是必不可少的，具体随诊内容如下。

随访病史　①视觉症状；②血糖（糖化血红蛋白）；③全身情况（如妊娠、血压、血清胆固醇、肾功能）；④全身用药情况；⑤眼部治疗情况。

随访时查体项目　①视力；②眼压；③眼底检查；④裂隙灯与虹膜检查；⑤必要时行前房角镜检查。

辅助检查　①应用各种类型的眼底照相设备；②必要时行眼底荧光血管造影和光学相干断层成像术（OCT）检查。

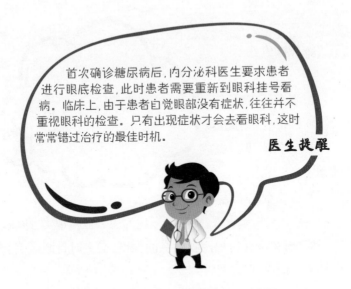

首次确诊糖尿病后,内分泌科医生要求患者进行眼底检查,此时患者需要重新到眼科挂号看病。临床上,由于患者自觉眼部没有症状,往往并不重视眼科的检查。只有出现症状才会去看眼科,这时常常错过治疗的最佳时机。

医生提醒

❤ 糖尿病肾病——慢性肾衰竭的常见原因

糖尿病患者中有20% ~ 40% 发生糖尿病肾病,是糖尿病患者肾衰竭的主要原因。微量白蛋白尿是糖尿病肾病的早期信号。糖尿病肾病的自然病程为渐进性,从无蛋白尿开始,经微量白蛋白尿、显性蛋白尿,最终发展为终末期肾衰竭,需要透析或肾移植。糖尿病肾病主要表现为水肿、多尿或少尿、腰痛、乏力,甚则呕吐、尿闭。因此,糖尿病患者需要早期筛查糖尿病肾病,早期发现、早期诊治。

专家建议

微量白蛋白尿是糖尿病肾病的早期信号,即24小时尿蛋白定量30 ~ 300mg。一旦发现应及时就医。

🔍 重视糖尿病肾病早期筛查

2型糖尿病患者在确诊糖尿病后每年均应做肾脏病变的筛查。检查项目包括:最基本的尿常规(有无蛋白尿)、尿微量白蛋白定量、尿蛋白排泄率、尿白蛋白/肌酐比值、肾功能检查。

🔍 糖尿病肾病的信号有哪些?

★信号一:微量白蛋白尿

★信号二:尿液泡沫多

★信号三:出现水肿

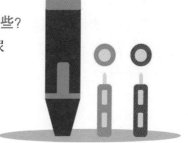

糖尿病周围神经病变——最常见的慢性并发症

糖尿病周围神经病变（DPN）是糖尿病最常见的慢性并发症之一，患病率为30%～90%。DPN主要表现为感觉和运动神经功能障碍，通常为对称性，下肢较上肢严重。DPN患者发生糖尿病足的风险增加。因此，患者应了解该病相关知识。

及早识别糖尿病周围神经病变

早期筛查　糖尿病患者每年至少筛查一次DPN；对于糖尿病病程较长，或合并有眼底病变、肾病等微血管并发症患者，应该每隔3～6个月进行复查。

评估内容

（1）临床症状：首先为肢端感觉异常，分布如袜子或手套状，伴麻木、针刺、蚁行感，怕凉或灼热，有时伴痛觉过敏。随后有肢痛，呈刺痛、灼痛、钻凿痛，夜间或寒冷季节加重。晚期则出现肢体软弱无力，伴不同程度肌肉萎缩。

（2）体征筛查：踝反射、震动觉、温度觉、针刺痛觉、压力觉。

（3）检查项目：神经电生理检查。

糖尿病周围神经病变的诊断标准

● 明确的糖尿病病史。

● 在诊断糖尿病时或之后出现的神经病变。

● 临床症状和体征与 DPN 的表现相符。

● 以下 5 项检查中有 2 项或 2 项以上异常则诊断为 DPN：①温度觉异常；②尼龙丝检查，足部感觉减退或消失；③震动觉异常；④踝反射消失；⑤针刺痛觉异常。

● 排除其他病变　如颈椎腰椎病变、脑梗死等，尚需要鉴别是否为药物引起的神经毒性作用，以及肾功能不全引起的代谢毒物对神经的损伤。

糖尿病周围神经病变的治疗

控制血糖　积极严格地控制血糖并保持血糖稳定是预防和治疗 DPN 的最重要措施。

神经修复　常用药如甲钴胺、生长因子等。

抗氧化应激　常用药如硫辛酸等。

改善微循环　常用药如前列腺素 E1，中药如复方丹参滴丸、脑心通胶囊;若同时伴有神疲乏力、自汗畏风、易于感冒者,可服用木丹颗粒、参芪降糖颗粒、通心络胶囊等。

改善代谢紊乱　常用药如依帕司他等。

对症治疗　主要为止痛治疗,针灸治疗效果明显。

其他　神经营养因子、肌醇等。

♥ 糖尿病足——截肢的噩梦

糖尿病足(DF)是指糖尿病下肢血管病变、神经病变、机械损伤或局部感染等因素单独或者相互作用导致患者足部或下肢组织破坏甚至坏死的一种病变,是糖尿病最严重和治疗费用最高的慢性并发症之一,重者可导致截肢。糖尿病患者下肢截肢的相对风险是非糖尿病患者的40倍。大约85%的截肢是由于足溃疡引发的,15%左右的糖尿病患者会在其一生中发生足溃疡。预防和治疗足溃疡可明显降低截肢率。因此,患者应积极掌握糖尿病足的危险因素、应对策略,避免糖尿病足引起的截肢。

🔍 糖尿病足的高危人群请注意

● 病史　有过足溃疡或截肢;视力差;合并肾脏疾病等。

● **神经病变** 周围神经病变导致足部感觉减退或缺失，足部失去自我保护能力。

● **血管状态** 存在严重下肢动脉病变，出现活动或休息时足部疼痛、足背动脉搏动明显减弱或消失。

● **皮肤** 暗红、发紫；水肿；趾甲异常；溃疡；皮肤干燥；足趾间糜烂等。

● **骨关节畸形**

● **长期穿着不合适的鞋袜**

🔍 糖尿病足早期筛查和预防

糖尿病患者应每 6 ~ 12 个月至医院进行糖尿病足的筛查，由专业医护人员评估其糖尿病足发生风险的高低。

糖尿病患者尤其是高危人群，应重视足部的保护工作：每天检查双足，特别是足趾间；有时需要有经验的人来帮助检查足部；定期洗脚，用干布擦干，尤其是擦干足趾间；洗脚时的水温要合适，低于 37℃；不宜用热水袋、电热器等物品直接保暖足部；避免赤足行走；避免自行修剪胼胝或用化学制剂来处理胼胝或趾甲；穿鞋前先检查鞋内是否有异物；不穿过紧的或有毛边的袜子和鞋；足部皮肤干燥时可使用油膏类护肤品；每天换袜子；不穿高过膝盖的袜子；水平地剪趾甲；由专业人员修除胼胝或过度角化的组织；一旦有问题，及时找到专科医师或护士诊治。

不合适的鞋袜是引起糖尿病足溃疡的重要原因，保证鞋内应该有足够的空间，透气良好，鞋底较厚硬而鞋内较柔软，能够使足底压力分布更合理。

出现异常情况，应及时就医治疗，由医护人员进行足部检查，包括足是否有畸形、胼胝、溃疡、皮肤颜色变化；足背动脉和胫后动脉搏动情况、皮肤温度以及有无感觉异常等。若患者足背动脉和胫后动脉搏动减弱时，则需要检查动脉搏动，并行下肢动脉血管超声检查，评估血管有无狭窄以及血流量是否减少，必要时可行血管造影检查，证实血管狭窄程度和部位。还可以用 10g 的尼龙丝检查足部触觉，必要时可行神经电生理检查明确是否存在周围神经病变。

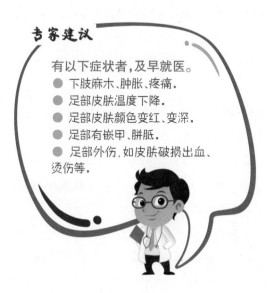

专家建议

有以下症状者,及早就医。

● 下肢麻木、肿胀、疼痛。

● 足部皮肤温度下降。

● 足部皮肤颜色变红、变深。

● 足部有嵌甲、胼胝。

● 足部外伤,如皮肤破损出血、烫伤等。

♥ 皮肤感染——决不可掉以轻心

感染是糖尿病的一个常见并发症。糖尿病容易并发各种感染,感染既可以使隐形糖尿病发展为临床糖尿病,又可使临床糖尿病加重,使血糖更难控制,甚至可导致酮症酸中毒而危及生命。并且高血糖与感染形成恶性循环,增加治疗难度,患者不仅预后差,而且病死率高。因此,患者不可轻视皮肤感染,需要认真治疗直到痊愈。

Q 糖尿病患者如何预防和护理糖尿病合并感染

● 养成良好的卫生习惯,保持皮肤清洁。

● 穿着以柔软、舒适、棉质本色的线衣线裤为宜,防止染料引起的皮炎。

● 正确处理皮肤局部感染,当发生毛囊炎及小疖肿时不要挤压,以免细菌被挤压入血引起败血症。

● 注意手指甲、脚趾甲的修剪,长指甲容易抓伤皮肤而且藏着大量细菌和脏东西,应经常清洗和定期剪修,但不要剪得太短以防甲沟炎。

● 对有末梢神经炎感觉迟钝者要防止外伤和烫伤。

● 严格控制好血糖,将血糖控制在理想范围。

Q 糖尿病皮肤感染的治疗

若轻微皮肤感染全身情况良好,应重视局部的清洁和防护,严格控制血糖,将血糖控制在理想范围;局部皮肤感染反复不愈,或伴全身情况不佳者,应及早就诊到医院治疗。

♥ 糖尿病性心脏病——生命的威胁

糖尿病是心血管疾患的独立危险因素。与非糖尿病患者相比,糖尿病患者发生心血管疾病的风险会增加 2 ~ 4 倍。糖尿病性心脏病是指糖尿病并发或伴发的心血管系统病变,其中尤以冠心病发生率最高。糖尿病患者中死于心血管疾病的高达 70% ~ 80%,糖尿病性心脏病是 2 型糖尿病的主要致死原因。因此,糖尿病患者须了解相关知识,出现不适及早就医。

心血管疾病的危险因素有哪些

确诊糖尿病以后,至少应每年到医院评估心血管病变的危险因素,了解自身心血管疾病的患病风险,及时预防和治疗。

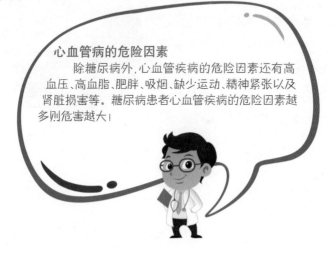

心血管病的危险因素

除糖尿病外,心血管疾病的危险因素还有高血压、高血脂、肥胖、吸烟、缺少运动、精神紧张以及肾脏损害等。糖尿病患者心血管疾病的危险因素越多则危害越大!

❑ 糖尿病性冠心病患者如何进行早期筛查

糖尿病患者应每年进行心血管系统的全面检查,且每6个月行一次心电图检查,因为糖尿病会引起全身微血管及神经系统的病变,从而使糖尿病患者经常发生无痛性心绞痛,令患者不能察觉。一旦发现心电图异常(ST-T段异常,缺血改变),可进一步行心脏超声和冠脉 CTA 或冠脉造影检查,明确有无病变及严重程度。

❑ 心绞痛、急性心肌梗死急救信号

心绞痛

多在劳累、情绪激动、饱食、天气寒冷、吸烟过多时发生,发病时心前区呈压迫性或窒息性疼痛,历时 5 ~ 10 分钟,一旦发作应立即停止任何活动,就地安静休息,可含服硝酸甘油 1 片,在 2 ~ 5 分钟内奏效。患者出现上述症状应及早就医进一步诊治!

部分患者发作时无胸痛,而是表现为牙痛、肩痛或腹痛,也应引起注意。

心肌梗死

急性心肌梗死的疼痛部位与心绞痛相同,但持续时间较长，程度重，并伴有恶心、呕吐、出汗等症状，有濒死感，症状和后果比心绞痛严重得多。此时患者应绝对休息，松解领口，可舌下含服硝酸甘油1片，同时立即呼叫急救中心，切忌乘公共汽车或在他人搀扶下步行去医院，以防心肌梗死的范围扩大。

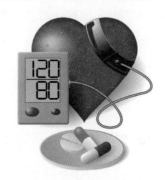

中老年糖尿病患者并发心绞痛或心肌梗死时，胸痛症状常不典型，常表现为活动后或静息时突然出汗或大汗淋漓，出现胸闷气短、疲倦乏力等症状，须警惕，应立即就医诊治。行心电图、血清心肌梗死标志物等检查明确有无急性心肌梗死的发生，并及时进行治疗。

🔍 糖尿病性冠心病的诊断标准

糖尿病性冠心病是最常见的糖尿病性心脏病，满足以下条件，即可诊断为糖尿病性冠心病。

● 有糖尿病史，年龄大于40岁。

● 有心绞痛表现，常不典型。

● 有明显诱因，如劳累、情绪变化。

● 心电图有典型或不典型心肌缺血，休息时心电图心肌缺血的意义大于非糖尿病患者。糖尿病心肌梗死大多有不典型心电图,可表现为 ST 段抬高或者非 ST 段抬高和有 Q 波或无 Q 波心肌梗死。

● 心肌梗死可检测到心脏标志物(肌钙蛋白 T 或肌钙蛋白 I,血清酶改变)。

● 具有两条以上冠心病危险因素,如高血压、高脂血症、尿微量白蛋白、高胰岛素血症、吸烟和家族史。

🔍 糖尿病性冠心病的治疗

● 改变不良生活方式,饮食控制,保持合理体重,戒烟限酒;病情平稳者饭后 1 小时可适当运动,在运动过程中若出现心前区不适、胸痛、过度疲惫、呼吸困难等症状,应立即停止运动;保持良好的心态,精神放松。

● 积极控制血糖,预防糖尿病并发症。

● 治疗血压和血脂异常。

● 针对糖尿病性冠心病的内科治疗。

● 介入治疗或冠状动脉搭桥术,心绞痛频繁发作或急性心肌梗死,经评估及早行介入治疗或冠状动脉搭桥术。

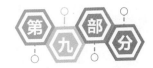

第九部分

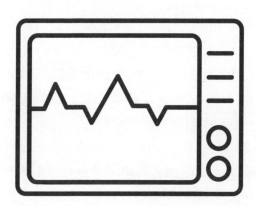

血糖监测，做自己
健康的主人

扫码看视频

糖尿病不仅仅是一种需要在医院治疗的疾病，更多的时间需要患者在家监测血糖，了解血糖控制情况，有助于在血糖不达标时及时调整治疗方案。

低血糖、高血糖、血糖波动过大须就医

糖尿病患者血糖达标的标准是空腹血糖、餐后 2 小时血糖以及糖化血红蛋白均达标。

新诊断的糖尿病患者,在刚开始调整降糖方案过程中,可能会出现低血糖、高血糖、血糖波动过大的情况,患者须尽量减少饮食、运动对血糖的影响,规律饮食和适当运动,若仍出现血糖波动情况,可连续监测 3 天的 7 点(包括睡前、三餐前后)血糖,及时前往医院就诊,调整降糖药物方案。磺脲类降糖药物存在继发性失效情况,部分患者在使用磺脲类降糖药物一段时间之后,出现血糖控制不佳的情况,此时应前往医院就诊,调整治疗方案。胰岛素注射的患者应加强血糖监测的频率,若反复出现低血糖情况,须及时前往医院就诊。

了解自测血糖的时间点

针对糖尿病监测血糖的方法,应该根据每个病友的具体病情而定。根据血糖监测时间的不同,可分为空腹血糖、餐前血糖、餐后 2 小时血糖、随机血糖等,不同时间检测到

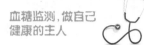

的血糖，具有不同的临床意义。

空腹血糖　未进任何食物至少 8 小时以上，多指晨起空腹的血糖。午餐前和晚餐前的血糖不属于空腹血糖，除非确保测血糖前既没吃饭也没喝水长达 8 小时以上。空腹血糖是诊断糖尿病和用于糖尿病病情监测的重要指标。

餐前血糖　餐前半小时左右。适用于注射基础、餐时或预混胰岛素的患者。当血糖水平很高时应首先关注空腹血糖水平。在其他降糖治疗有引发低血糖的风险时（用促胰岛素分泌剂治疗且血糖控制良好者）也应测定餐前血糖。根据餐前血糖可调整要吃食物的量和餐前注射胰岛素的剂量。

餐后血糖　从吃第一口饭算起，2 小时的血糖值。适用于注射餐时胰岛素的患者和采用饮食、运动控制的患者。空腹血糖和餐前血糖已获得良好控制，但糖化血红蛋白仍不能达标者也可通过检测餐后血糖来指导针对餐后高血糖的治疗。

睡前血糖　晚上睡觉前 9～10 点的血糖。适用于注射胰岛素的患者，特别是晚餐前注射胰岛素的患者，以保证睡眠的安全。

夜间血糖　凌晨 3 点的血糖。用于了解有无夜间低血糖，特别在出现了不可解释的空腹高血糖时应监测夜间血糖。

随机血糖　不考虑进餐时间，一天中任意时间所测血糖，不能用来诊断空腹血糖受损或糖耐量异常。如出现低血糖症状或怀疑低血糖时或剧烈运动前后应监测随机血糖。错过监测空腹或餐后 2 小时血糖时间，测随机血糖也能对患者的血糖情况提供参考。

 ## 自制血糖自测表

药物名称及各餐用量					
日期	药物	早餐	午餐	晚餐	加餐

血糖监测数值 mmol/L							
早餐前	早餐后	午餐前	午餐后	晚餐前	晚餐后	睡前	凌晨 2～3 点

你的血糖测准了吗

　　家用血糖仪在糖尿病患者当中越来越普及，患者足不出户即可知道自己的血糖情况。但有些患者由于操作使用不当，经常出现血糖监测结果不准确的现象。那么怎么测血糖才能更准确呢？

🔍 **掌握正确的血糖监测技巧**

　　● 检查血糖仪功能是否正常，试纸是否过期，试纸代码是否与血糖仪相符（每盒试纸都有编码，需要在测量前根据试纸的编号调整仪器）。

　　● 将采血针安装在采血笔内，并根据皮肤厚薄程度调整好采血针的深度。

　　● 用温水或中性肥皂洗净双手，反复搓揉准备采血的手指，直至血运丰富。

　　● 用 75% 酒精消毒指腹，待干。打开血糖仪开关，准备好采血试纸（若采用吸血式血糖仪需要取一条试纸插入机内；若采用滴血式血糖仪需要取一条试纸拿在手上），注意手指不可触及试纸测试区。

　　● 采血笔紧挨指腹，按动弹簧开关，针刺指腹。以手指两侧取血最好，因其血管丰富但神经末梢分布较少，不仅不痛而且出血充分,不会因为出血量不足而影响结果。不要过分挤压,以免组织液挤出与血标本相混而导致血糖测试值偏低。

● 用吸血式血糖仪,需要将血吸到试纸专用区域后等待结果。若用滴血式血糖仪,应将一滴饱满的血滴抹到试纸测试区域后将试纸插入机内等待结果。注意不要追加滴血,否则会导致测试结果不准确。

● 注意血糖仪的校准

● 第一次使用新购的血糖仪时。

● 使用一瓶新的试纸时。

● 怀疑仪器或试纸出现问题时。

● 血糖仪磕碰后。

● 测试结果未能反映患者的身体状况,如患者感觉有低血糖症状,而测得的血糖结果却偏高。

● 正确存放和保养血糖仪

血糖仪在正常室温下存放即可,避免摔打、沾水,勿让小孩和宠物触及、玩耍。血糖仪允许运作的温度为 10 ~ 40℃,湿度为 20% ~ 80%,太冷、太热、过湿均会影响其准确性。同时,避免将仪器存放在电磁场(如移动电话、微波炉等)附近,否则会影响读数的准确性。当血糖仪上有尘垢、血渍时,

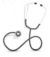

用软布蘸清水清洁，不要用清洁剂清洗或将水渗到血糖仪内，更不要将血糖仪浸入水中或用水冲洗，以免损坏。

妥善保管血糖试纸

试纸条要放在密闭的盒内，在干燥、阴凉、避光的地方保存，以避免其变质。注意试纸失效期，并确保在有效期内用完。

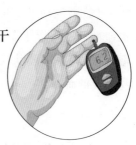

 ## 不仅测得准还要读得懂

不同时间检测到的血糖，具有不同的临床意义。糖尿病患者在监测血糖时必须了解和结合血糖监测时间，准备解读所测血糖的意义。空腹血糖是诊断糖尿病和用于糖尿病病情监测的重要指标，反映基础胰岛素分泌水平或者药物对于夜间、清晨的血糖控制情况。餐前血糖主要用来指导食物摄入量和餐前注射胰岛素的剂量，若患者餐前血糖为 8 ~ 11mmol/L 时，可适当减少进餐量。餐后 2 小时血糖能较好反映进食量及使用的降糖药是否合适，便于调整降糖药物剂量或种类。睡前血糖监测主要为防止夜间低血糖，若睡前血糖小于 6.0mmol/L，患者可补充几块无糖饼干、一份水果等。凌晨3点的血糖主要反映夜间有无低血糖发生,尤其是清晨出现不可解释的空腹高血糖时,应监测凌晨3点的血糖。随机血糖监测可以了解波动性高血糖,若患者血糖波动较大或怀疑自身出现低血糖,应随时监测血糖。

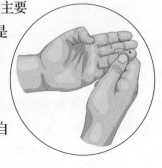

除了血糖还有哪些监测要加强

糖尿病患者应每6～12个月复查血脂,将血脂控制在正常范围内,以防止动脉硬化及脂肪肝;每3个月到医院检查尿常规、肾功能(肌酐、尿素氮)及尿微量白蛋白测定,以判断肾功能情况;每6个月检查一次眼底,但有糖尿病肾病或妊娠时要经常检查;每6个月到口腔科检查一次,及早发现有无口腔疾病;每年全面检查心血管一次,每3～6个月行一次心电图检查,及早发现及治疗糖尿病性心脏病;每3个月行一次糖化血红蛋白检测,了解血糖总体控制水平;每6个月行一次糖尿病足的筛查,包括足是否有畸形、胖胀、溃疡及皮肤颜色变化、足背动脉和胫后动脉搏动、皮肤温度、有无感觉异常等,及时评估足部的血管搏动和神经病变。

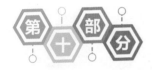

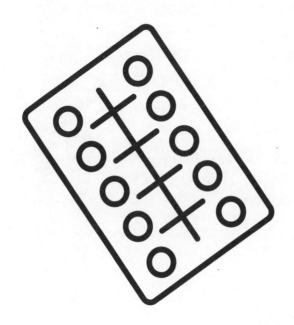

了解预后
从容应对

1型糖尿病

1型糖尿病病因和发病机制尚不清楚,显著的病理生理学和病理学特征是胰岛 β 细胞数量显著减少和消失所导致的胰岛素分泌显著下降或缺失,多见于青少年,儿童糖尿病多属于此类,故1型糖尿病患者须终身依赖外源性胰岛素来维持生命。

1型糖尿病通常急性起病,症状明显,临床特点为体重下降、多尿、多饮,常有酮尿或酮症酸中毒倾向,且长期血糖控制不佳易导致多系统损害,威胁患者生命。

2型糖尿病

2型糖尿病是遗传和环境因素互相作用共同导致的一种疾病。2型糖尿病的病因和发病机制目前亦不明确,其显著的病理生理学特征为胰岛素调控葡萄糖代谢能力的下降(胰岛素抵抗)伴随胰岛 β 细胞功能缺陷所导致的胰岛素分泌减少(或相对减少)。2型糖尿病的危险因素有糖尿病前期、肥胖、代谢综合征、饮食热量摄入过高、体力活动减少与可增加糖尿病发生风险的药物。其中糖尿病前期是 2 型糖尿病最主要的危险因素，是 2 型糖尿病的后备军。糖尿病前期是可逆的，通过改变不良生活方式、控制饮食、适当运动，可减少进展为 2 型糖尿病的机会。

2 型糖尿病治疗是集饮食控制、规律运动、病情监测、合理降糖药物治疗为一体的综合疗法，且在此治疗过程中，患者处于中心地位，因为再好的治疗策略，患者不执行和实施，也无法发挥作用。因此，患者需要积极主动地与医生交流沟通，参与到糖尿病的治疗和管理中来，做好饮食运动控制和规律服用降糖药物，定期复查，监测病情变化。

患者在糖尿病综合管理和治疗中发挥着重要作用。良好的行为可以产生良好的结局，同样不良的生活方式亦可以导致病情的加重和并发症的发生发展。

扫一扫

扫码阅读更多知识

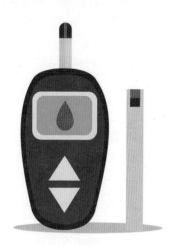